HUESOS SANOS PARA *SIEMPRE*

*Lo que no le dice su médico
en el consultorio*

Dr. Juan Carlos Albornoz

HUESOS SANOS PARA SIEMPRE
Dr. Juan Carlos Albornoz

Diagramación: Belinda Celta García
Fotografías: Istockphoto
Juan Carlos Albornoz
Primera edición: Marzo 2010
Hecho el depósito de Ley.
Depósito Legal: lf 2522010610352
ISBN: 978-980-12-4197-3
Página Web: www.tutraumatologo.com
Twitter: @tutraumatologo

Dedicado a todos mis pacientes

Agradecimientos:

Debo agradecer a muchas personas que colaboraron en la realización de este libro: Al Licenciado Pedro Romera por su permanente apoyo en la divulgación de mis artículos en su página Agenda Personal, publicada en el diario 2001, que dieron origen a la redacción del presente trabajo. A la Arquitecta Belinda Celta por su colaboración en la diagramación de esta publicación. Al Ingeniero Policarpio Ávila, quién constantemente ha trabajado en la divulgación de temas científicos al público en general y estimuló la publicación del libro. A mi padre José Hernán Albornoz, quien revisó con esmero y dedicación todos los detalles de redacción y ortografía de la obra.

INDICE.   Pagina

INDICE.

Introducción.

La esperanza de vida está aumentando a nivel mundial, incluso en los países en vías de desarrollo. En los últimos 50 años, se ha incrementado en cerca de 20 años, pasando entre 1955 y 2002 de 46,5 a 65,2 años. Quiere decir que cada vez vamos a tener mayor cantidad de personas de la tercera edad, y por lo tanto, mayor cantidad de enfermedades propias de esta etapa de la vida. De cada tres enfermedades que se padecen después de los 65, una va a estar relacionada con los huesos o articulaciones. Estas enfermedades pueden ser prevenidas, y una vez que aparecen pueden ser tratadas. Dada la importancia que el sistema musculoesquelético tiene para el bienestar del ser humano, los organismos internacionales declararon la primera década del milenio como la década del hueso y la articulación.

He encontrado en mi ejercicio como traumatólogo gran cantidad de creencias falsas arraigadas en los pacientes, conocimientos que influyen negativamente en su salud. Los temas tratados en este libro provienen del día a día de mi consulta, las dudas y preocupaciones que más inquietan al que sufre de problemas musculoesqueléticos.

Creo firmemente que la gran mayoría de los problemas que atiendo en mi consulta podrían ser prevenidos con tomar algunas medidas, creo también que una vez que estos problemas aparecen, el afrontarlos con la mejor información posible hace una gran diferencia, y esta es la principal misión del presente libro.

Espero que los temas tratados en este libro sean de ayuda a todas las personas que padecen de enfermedades de los huesos y articulaciones, y está especialmente dedicado a los pacientes que he atendido durante mi ejercicio profesional.

CÉLULAS MADRE: FUTURO DE LA TRAUMATOLOGÍA.

Mucho se ha escrito en las revistas médicas sobre el uso de las células madre en la traumatología. Enfermedades que hoy en día no tienen cura, sino apenas tratamiento, podrían tener una solución definitiva en un futuro. La artrosis, los problemas de consolidación del hueso y la necrosis avascular, son problemas en los cuales se está trabajando actualmente.

¿Qué son las células madre?

Son células del organismo cuya función no se ha definido, su destino no se ha decidido, y que, mediante condiciones adecuadas pueden convertirse en células especializadas. También son llamadas células troncales, y su nombre en inglés es "stem cells"

¿Cuántos tipos de células madre existen?

Existen dos tipos de células madre: las embrionarias, tomadas de fetos, y las adultas, tomadas de tejidos como la médula ósea. Tradicionalmente se han considerado a las células madre embrionarias como células pluripotenciales, es decir, que se pueden convertir en cualquier tipo de célula, mientras que las células madre adultas sólo son multipotenciales, o sea, se pueden convertir únicamente en un determinado tipo de células.

¿Cuál es la importancia de las células madre en la traumatología?

La importancia es que pueden llegar a ser una fuente de tejidos para que el traumatólogo repare estructuras dañadas, como huesos, articulaciones o tendones. Los mamíferos tenemos capacidad muy limitada para la regeneración de tejidos, por ejemplo, no podemos hacer como una lagartija, que pierde su cola y la reconstruye con el tiempo. El uso de células madre puede, en teoría, hacer que el cuerpo regenere algunos daños.

Ya se están dando algunos pasos en concreto en este campo: Los doctores Mariano de Prado y Ripoll, en Murcia, España, realizaron la implantación de células madre en la cabeza del fémur de un hombre de 45 años. El diagnóstico del paciente, necrosis avascular de la cabeza femoral, es tratado tradicionalmente con el reemplazo con una prótesis de cadera.

No es la primera vez que se emplean estas células madre en la traumatología, en el Hospital Robert Jones de Inglaterra se han utilizado en el tratamiento de fracturas que no consolidan (pseudoartrosis).

Existen áreas donde el uso de células madre resulta prometedor, por ejemplo, el uso en pacientes con lesión medular, y que actualmente están condenados a una silla de ruedas. A pesar de que los experimentos con ratones han resultado parcialmente exitosos, su aplicación a los humanos está lejos de ser una realidad. El desarrollo de estos tratamientos está, como se dice coloquialmente, en pañales.

En Estados Unidos se está trabajando en la investigación del uso de las células madre en el tratamiento de la artrosis, enfermedad que afecta a más del 60% de la población de la tercera edad. Se emplean estas células para sustituir el cartílago desgastado, pero la calidad del cartílago regenerado todavía no es buena.

¿Por qué escuchamos tantos debates éticos en relación a las células madre?

La investigación con células madres embrionarias está detenida en algunos países por problemas éticos tales como: ¿Se puede permitir la "fabricación" de embriones para luego usar sus células como "repuesto"? En EE.UU., el gobierno del presidente George W. Bush tomó la decisión de prohibir la creación de embriones humanos sólo para que sirvan como fuente de células madre, pero el actual presidente Barack Obama levantó estas restricciones. También la iglesia católica se ha opuesto al uso e investigación con células madre embrionarias. Sin embargo vamos a escuchar hablar de estas células por mucho tiempo.

LA DECADA DEL HUESO Y LA ARTICULA- CION.

Los problemas del aparato locomotor son una de las primeras causas de discapacidad del ser humano. En Estados Unidos se calcula que ocasionan un gasto de 215 billones de dólares al año. Dada la importancia del sistema musculoesquelético para el bienestar del individuo, los organismos internacionales, después de un encuentro de más de 50 organizaciones internacionales en Lund, Suecia, declararon la primera década del milenio como la década del hueso y la articulación.

Los objetivos de esta declaración son los siguientes:

1.Informar del aumento de los procesos patológicos del aparato locomotor que afectan nuestra sociedad.

2.Estimular a los pacientes a participar en sus propios cuidados.

3.Promover el análisis del coste-efectividad en la prevención y tratamiento de afecciones musculoesqueléticas.

4.Incentivar la investigación sobre la prevención y tratamiento de las afecciones osteoarticulares.

¿Por qué ha aumentado tanto la importancia de estas afecciones?

Son varias las causas, una es que cada vez vivimos más, y esto hace que enfermedades de la vejez, como la artrosis y la osteoporosis, sean más frecuentes.

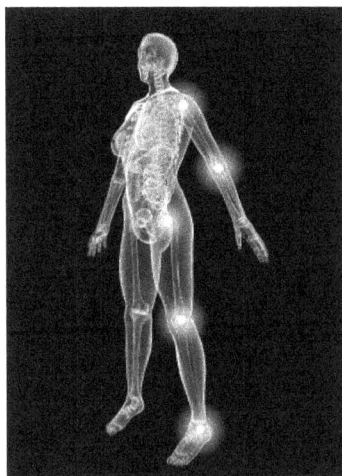

Otra razón es que cada vez utilizamos más máquinas, tanto en nuestro trabajo, como en nuestro tiempo de ocio, y los accidentes relacionados con el uso de estos equipos han aumentado.

¿Se puede hacer algo para prevenir estas enfermedades?

Se puede hacer mucho, hoy en día existen métodos modernos para el diagnóstico y tratamiento de las afecciones osteoarticulares, que mejoran la calidad de vida del paciente.

Siete recomendaciones para el cuidado de sus huesos y articulaciones.

1.- Tenga una alimentación sana. Consuma alimentos ricos en proteínas, que son necesarios para la formación de los huesos. Consuma también alimentos ricos en calcio como la leche descremada, queso, nueces, pescado. A veces es necesario un suplemento adicional de calcio. La cantidad de calcio necesaria varía dependiendo de la edad y condición de la persona. Esta tabla proporciona un aproximado de los requerimientos diarios de calcio.

- Adulto   400-500 mg.
- Niño   700 mg.
- Adolescente   1000-1300 mg
- Embarazada   1500 mg
- Mujer Lactando   2000 mg.
- Mujer postmenospáusica   1500 mg.
- Paciente con fractura mayor. 1500 mg.
- Hombre mayor de 65 años.   1500 mg.

También es importante una adecuada ingesta de vitamina D, presente en huevos, leche, quesos, carne. Su ingestión ayuda al metabolismo del calcio.

2.- **Practique diariamente algún ejercicio.** El ejercicio físico regular, como caminar, montar bicicleta y nadar, previene la aparición de osteoporosis y artrosis. Practicar ejercicios de fuerza, tales como levantamiento de pesas, es también recomendable, ya que estos ejercicios aumentan la densidad mineral del hueso.

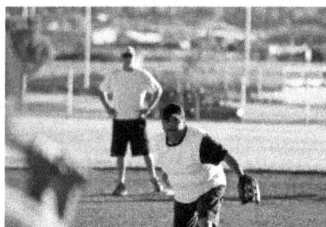

3.- **Mantenga un peso adecuado.** El esqueleto es la infraestructura que soporta a su organismo, y no está diseñado para soportar una carga excesiva. El sobrepeso predispone la aparición de artrosis en rodillas y caderas. También un peso excesivamente bajo es nocivo, está relacionado con la aparición de osteoporosis.

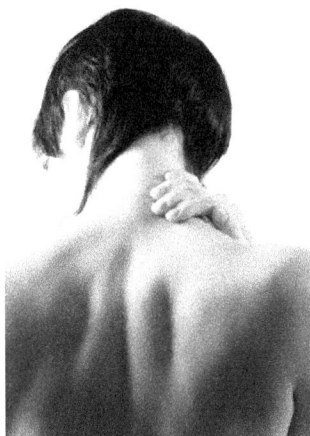

4.- Cuide su espalda. La segunda enfermedad más importante después del resfriado común, es el lumbago. Se puede prevenir manteniendo una adecuada higiene postural y una musculatura lumbar y abdominal adecuada. Su médico puede indicarle las medidas que debe tomar para tener una espalda sana.

5.- Use un calzado cómodo. Use zapatos cómodos, flexibles, de punta ancha y tacón bajo. Zapatos rígidos, apretados y de punta angosta pueden producir deformidades en los dedos.

6.- Evite el cigarrillo. Es tal vez la medida inmediata que más puede beneficiar sus huesos. El cigarrillo está vinculado a los problemas lumbares crónicos, y agrava la osteoporosis.

7.- Manténgase informado. Cada vez hay más avances en el tratamiento y prevención de las enfermedades osteoarticulares. Artículos de prensa, revistas , y ahora la Internet, le pueden mantener al día sobre los nuevos adelantos de la ciencia en esta materia.En mi página www.tutraumatologo.com puede encontrar mucha información sobre el tema.

LA OSTEOPOROSIS.

¿Qué es la Osteoporosis?

Es una enfermedad caracterizada por disminución de la densidad del hueso. El hueso se vuelve "frágil", por la pérdida de algunos de sus componentes como el "osteoide" y la "hidroxiapatita" o fosfato de calcio. El asunto que a veces la gente no capta es que el hueso es una estructura viva, como sus músculos. Constantemente hay un depósito y extracción de minerales del hueso, como si se tratara de una cuenta del banco. Si usted comienza a extraer más de lo que deposita, ocurre osteoporosis.

En la mujer, después de la menopausia, hay una disminución en la cantidad de estrógeno en su sangre. Esta disminución altera el metabolismo del hueso, haciéndolo proclive a la osteoporosis. Los hombres también pueden tener osteoporosis, pero generalmente es más tarde.

¿Qué factores predisponen la aparición de la Osteoporosis?

- Antecedentes Familiares.
- Sexo Femenino.
- Piel Clara.

- Menopausia Prematura.
- Sedentarismo.
- Baja ingesta de Calcio.
- Tabaquismo.
- Consumo excesivo de alcohol.
- Consumo excesivo de cafeína.
- Algunos medicamentos. Esteroides, hormona tiroidea.

¿Cuál es la dosis diaria de Calcio que necesita una persona?

Adulto sano	400-500 mg.
Niño	700 mg.
Adolescente	1000-1300 mg.
Embarazada	1500 mg.
Mujer Lactando	2000 mg.
Mujer postmenopáusica	1500 mg.
Paciente con fractura mayor	1500 mg.

Estos valores pueden cambiar, en 1999 el National Institutes of Health (NIH) recomendó 1500 mg al día para adultos y personas con riesgo de osteoporosis.

¿Qué importancia tiene el Magnesio?

Distintos trabajos reportan relación entre osteoporosis postmenopáusica y deficiencia de Magnesio. También indican el añadir a la dieta suplementos con magnesio puede aumentar la densidad mineral ósea.Son necesarias, sin embargo, más investigaciones.

¿Cómo puedo saber si tengo osteoporosis?

El diagnóstico preciso lo hace el médico mediante un examen radiológico llamado Densitometría Ósea. El resultado de esta prueba se reporta en números, si su médico le dice que tiene −2.5 SD (Standard Deviation), quiere decir que la densidad de sus huesos se aleja 2,5 desviaciones standard de la de una persona normal, y que tiene osteoporosis. (Desviación Standard es una medida estadística, que indica que tanto se aleja un suceso de lo normal). Un valor entre -1 y 2,5 SD significa **OSTEOPENIA**, sus huesos se han desmineralizado pero todavía no hay osteoporosis.

¿Quién debe realizarse la densitometría ósea?

Toda mujer mayor de 65 años y todo hombre mayor de 70 se deben realizar una densitometria, y toda persona con factores de riesgo como los arriba descritos.

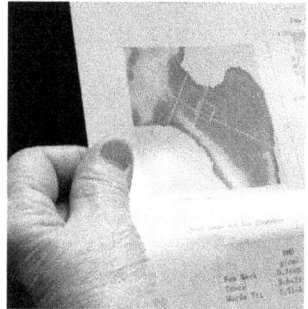

¿Causa dolor la osteoporosis?

No. La osteoporosis es una enfermedad silente como la hipertensión. Esta pregunta la hacen mucho los pacientes, pero la osteoporosis causa dolor sólo cuando hay una fractura. Cuando el paciente anciano acude al traumatólogo por dolor, generalmente se trata de osteoartritis, y no osteoporosis. En los ancianos es frecuente el dolor lumbar intenso posterior a un esfuerzo físico, este dolor es debido a fracturas por aplastamiento de los cuerpos vertebrales, que es una complicación de la osteoporosis.

¿Qué medicinas indica el médico para el tratamiento de la osteoporosis?

El empleo de un bifosfonato como el alendronato sódico está indicado en el tratamiento de la osteoporosis. El alendronato se absorbe mal, de manera que es necesario tomarlo 30 minutos antes de las comidas. Además puede causar esofagitis, de manera que está contraindicado acostarse al tomarlo. Existe ahora un nuevo tipo de bifosfonato, el Ibandronato, que se toma sólo una vez al mes.

El raloxifeno, que es un derivado del tamoxifen, también previene la pérdida de tejido óseo. Además parece disminuir la frecuencia de algunos tipos de tumores de mama, pero aumenta el riesgo de trombosis venosa profunda.

La calcitonina de salmón, por vía inhalatoria o subcutánea, es especialmente útil en el tratamiento de las fracturas de cuerpos vertebrales por osteoporosis.

El teriparatide, hormona paratiroidea usada por vía subcutánea, se emplea en casos graves, en que los otros medicamentos fallan.

¿Cómo se tratan las fracturas vertebrales asociadas a osteoporosis?

Se tratan con reposo, uso de corsé lumbosacro y calcitonina inhalada o subcutánea. Actualmente se está empleando con éxito la vertebroplastia con cemento.

¿Es muy importante el ejercicio físico?

Si, incluso una cantidad moderada de ejercicio está asociada a una disminución del riesgo de fracturas de cadera en hasta un 25%. Esta cantidad puede ser de 4 horas semanales.

¿Causan osteoporosis los refrescos?

Se ha asociado el empleo de bebidas gaseosas a la osteoporosis, sin embargo recientes trabajos indican que la causa no son las bebidas gaseosas en sí, sino la sustitución de productos lácteos por estos últimos.

¿Qué puedo hacer para prevenir la osteoporosis?

Llevar una vida sana, tomar suplementos de calcio, hacer ejercicio regularmente, no fumar y no consumir alcohol en exceso.

Si la osteoporosis ya ha aparecido, entonces es necesario el empleo de medicamentos como los bifosfonatos, o el raloxifeno.

¿Qué tipo de suplemento de calcio es mejor, el carbonato de calcio o el citrato de calcio?

El citrato de calcio se absorbe mejor, pero el carbonato de calcio es más económico, y si se toma con las comidas se absorbe bien.

¿Por qué es importante la vitamina D en el tratamiento de la osteoporosis?

Muchos ancianos tienen deficiencia de ingesta de vitamina D, y este es un factor importante en el metabolismo del Calcio, de manera que se recomienda la ingesta de 400 a 800 Unidades diarias de este elemento. La vitamina D mejora la absorción del calcio a nivel del intestino.

¿Por qué recomiendan los médicos la leche descremada para los pacientes con riesgo de osteoporosis?

Porque contiene más calcio, además no tiene el contenido calórico de la leche normal.

NUEVOS MEDICAMENTOS CONTRA LA OSTEOPOROSIS.

La prevención y el tratamiento de la osteoporosis tienen gran importancia en la calidad de vida del paciente. Se recomienda el consumo adecuado de Calcio, Vitamina D, y realizar ejercicio físico, pero una vez que la enfermedad se ha instaurado es necesario que el médico prescriba cierto tipo de medicamentos.

Dentro de las drogas más usadas para tratar la osteoporosis tenemos los Bifosfonatos. En esta familia de medicamentos están el Alendronato Sódico (Fosamax, Defixal, Fixopan) y el Risandronato Sódico (Actonel). Pueden prescribirse una sola vez a la semana, pero se deben tomar en ayunas con un vaso de agua, debido a que no se absorben bien con el estómago lleno. Otra recomendación importante es que el paciente no se debe acostar por media hora o más después de tomarse la pastilla, debido a que puede irritar el esófago.

Hay un nuevo Bifosfonato en el mercado venezolano, el Ibandronato Sódico (Bonviva), que tiene la ventaja de que sólo se toma una vez al mes.

Existe otro Bifosfonato, el Zolendronato, (Aclasta), que recientemente salió al mercado, que puede administrarse una sola vez al año y por vía endovenosa. Es de gran utilidad para los pacientes que no pueden permanecer por media hora de pie.el hecho de administrarse sólo una vez al año hace que el cumplimiento sea mejor por parte del paciente. Estudios reportan que disminuyen en un 70% el riesgo de fractura de columna y 40% el de fractura de cadera.

El Raloxifeno, (Evista) es una droga de un grupo distinto, es un modulador selectivo de los receptores estrogénicos (SERM). Es un derivado del Tamoxifeno, una medicina empleada desde hace tiempo en el tratamiento del cáncer de mama. Su efecto es más importante en la columna vertebral que en el fémur. Debe tomarse diariamente, y está contraindicado en paciente con antecedentes de trombosis venosa profunda. El Raloxifeno tiene otros efectos positivos: disminuye el colesterol sérico, no induce a sangrado ni proliferación del endometrio y disminuye considerablemente la incidencia de cáncer de mama en mujeres con osteoporosis. Está reservado a mujeres posmenopáusicas

Otros SERM, como el bazedoxifeno y el lasofoxifeno, están en las últimas etapas de desarrollo clínico.

El médico puede ordenar, si el caso así lo amerita, un Bifosfonato y Raloxifeno conjuntamente.No es recomendable dar dos Bifosfonatos distintos a la vez, porque el efecto no es aditivo.

La calcitonina de salmón (Miacalcic, Miacalcin®) en spray nasal, es un medicamento que tiene especial efecto sobre la osteoporosis de la columna vertebral, tiene además una gran ventaja: tiene efecto analgésico sobre las fracturas agudas de la columna vertebral. En nuestro país no se comercializa.

Otro nuevo medicamento es el Teriparatide (Forteo®), que es hormona paratiroidea producida por ingeniería genética. Es una droga formadora de hueso, debe inyectarse en forma subcutánea con una aguja parecida a las de insulina. Esta medicina se reserva a casos especiales, que han sido resistentes a otros tratamientos, porque es muy costosa, y además los estudios experimentales revelan que puede causar un tipo de tumor de hueso en las ratas. Este efecto no se ha visto en seres humanos. El Teriparatide está contraindicado en la Enfermedad de Paget.

Las medicinas de las cuales hemos hablado deben ser prescritas por un médico, quien debe evaluar su caso y decidir cuál es la más indicada para su condición. Se debe solicitar una densitometría ósea todos los años, para evaluar el progreso del tratamiento, y decidir a tiempo si se debe cambiar de medicamento.

MITOS Y VERDADES SOBRE EL CALCIO.

¿Qué es el calcio?

El calcio es un mineral esencial para el ser humano, presente sobre todo en los huesos y dientes. Tiene múltiples funciones en el organismo, y su deficiencia en la tercera edad produce una severa enfermedad conocida como osteoporosis.

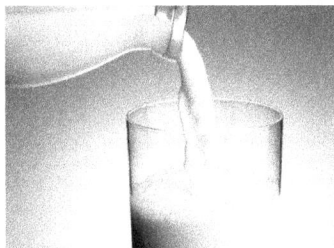

¿Qué alimentos contienen calcio?

Los productos lácteos como la leche, el yogurt, el queso. También la carne, el pescado, huevos, y vegetales. La leche no sólo contiene calcio, sino que también contiene un azúcar que se llama lactosa, que ayuda a la absorción del calcio. La leche descremada contiene mayor cantidad de calcio que la leche completa, siendo una de las mejores fuentes de este mineral que existen.(Ver gráfico : Alimentos Ricos en Calcio) Pag 28

¿Cuál es la dosis diaria de Calcio que necesita una persona?

Recomendaciones de ingesta diaria de calcio del Instituto Nacional de Salud de EE.UU.(miligramos)

- Niños 1 - 5 años 800
- Niños 6 - 10 años 800 - 1.200

Alimentos Ricos en Calcio

Alimento	Porción	Calcio en miligramos
Leche descremada	1 taza	302
Yogur sin grasa	1 taza	415
Yogur bajo en grasa	1 taza	415
Yogur de chocolate congelado	1 taza	160
Requesón (ricotta) descremado parcialmente	½ taza	335
Queso Mozzarella, descremado parcialmente	1 onza	210
Helado de leche, blando	½ taza	137
Salmón enlatado con huesos	3 onzas	170
Sardinas en aceite (escurridas)	3 onzas	372
Nabos cocinados	½ taza	125
Tofu con calcio	4 onzas	110
Espinacas cocinadas	½ taza	120
Broccoli cocinado	½ taza	90
Cereal enriquecido con calcio	1 onza	310
Pan enriquecido con calcio	1 rebanada	290
Jugo enriquecido con calcio	1 taza	300
Almendras	1 onza	75

- Adolescentes/adultos jóvenes (11-24 años) 1.200 - 1.500
- Mujeres premenopáusicas 1.000
- Embarazadas y en período de lactancia   1.200 - 1.500
- Mujeres postmenopáusicas con estrógenos   1.000
- Mujeres postmenopáusicas sin estrógenos   1.500
- Mujeres sobre 65 años 1.500
- Hombres 25 - 65 años 1.000
- Hombres sobre 65 años 1.500

Si usted consume con los alimentos una cantidad menor a la recomendada para su condición, debe agregar un suplemento de calcio a su dieta.

Yo tomo un multivitamínico. ¿Debo tomar suplementos de Calcio?

Los multivitamínicos no tienen por lo general más de 200 mg. de calcio, de manera que si necesita una dosis mayor debe consumir suplementos.

¿Por qué es importante la vitamina D?

Muchos ancianos tienen deficiencia de ingesta de vitamina D, y este es un factor importante en el metabolismo del Calcio, de manera que se recomienda la ingesta de 400 a 800 Unidades diarias de este elemento. La vitamina D mejora la absorción del calcio a nivel del intestino. También se recomiendan 15 minutos diarios de sol para el mejorar el metabolismo del calcio.

¿Qué importancia tiene el Magnesio?

Distintos trabajos reportan relación entre osteoporosis en la mujer postmenopáusica y deficiencia de Magnesio. También indican el añadir a la dieta suplementos con magnesio puede aumentar la densidad mineral ósea. Son necesarias, sin embargo, más investigaciones.

¿Cuántos tipos de suplementos de calcio existen?

El calcio que consumimos como suplemento no viene puro, lo consumimos en mezclas o compuestos. Las principales formas de presentación son Citrato de Calcio y Carbonato de Calcio. El Carbonato de Calcio (Os-CalD, Caltrate 600, Tums, Carbonato de Calcio Caalox) necesita tomarse con las comidas para su absorción, y es la forma de presentación más económica. El Citrato de Calcio (Citracal, Calcibon D) puede ser tomado con o sin alimentos, pero es más costoso.

Otras formas de presentación como Gluconato de Calcio y Fosfato de Calcio tiene un porcentaje muy pequeño de calcio elemental y no son recomendados. El Calcio de Coral es el mismo Carbonato de Calcio, pero puede tener cantidades tóxicas de plomo, por lo cual no se recomienda. Además el Calcio de Coral es mucho más caro que el Carbonato de Calcio comercial y su absorción intestinal es igual.

¿Qué es el Calcio elemental?

Es el porcentaje real de Calcio que tiene el suplemento, por ejemplo el Calcibon D tiene 1500 mg de Citrato de Calcio, pero de esa cantidad sólo 315 mg son de Calcio elemental, que es el que en realidad cuenta. Es recomendable revisar estas especificaciones en la caja del producto.

¿Cuánto Calcio es demasiado?

No se recomiendan más de 2.500 mg de calcio diarios. Dosis más elevadas pueden causar síntomas tales como constipación y pueden estar asociadas a la formación de cálculos renales.

¿Si sufro de cálculos renales no debo tomar calcio?

Este es uno de los mitos más comunes en relación con el calcio. La mayoría de los cálculos renales son de Oxalato de Calcio. Parece lógico pensar que se debe restringir el calcio si se sufre de esta enfermedad, pero

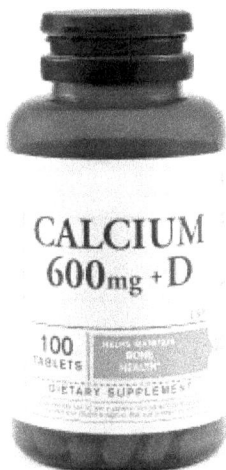

no es tan sencillo. Un completo estudio del año 1993, publicado en la prestigiosa revista New England Journal of Medicine reporta que un bajo consumo de calcio está asociado a una mayor cantidad de cálculos renales. Parece ser que el calcio en la dieta ayuda a la excreción de oxalatos y disminuye el riesgo de formar cálculos. Lo ideal es tener un consumo adecuado de calcio, no excederse, pero sobre todo consumir abundantes líquidos si se quiere prevenir la formación de cálculos renales.

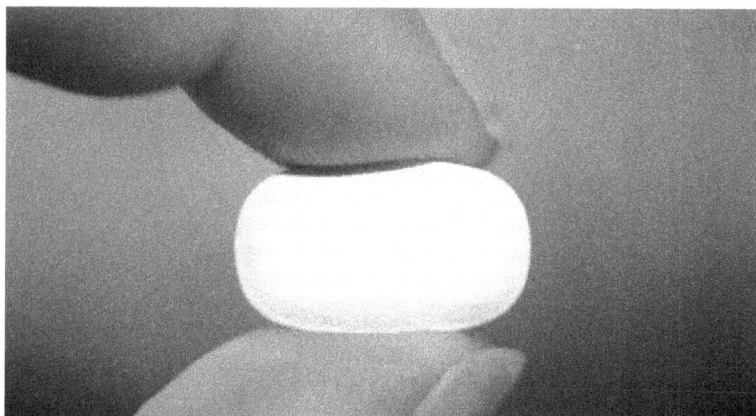

¿Cuál es la mejor manera de consumir suplementos de calcio?

Es mejor consumir dos o tres dosis al día, y no una sola, porque se absorbe mejor. Si consume carbonato de calcio debe hacerlo con los alimentos. Consuma abundantes líquidos si sufre de cálculos renales y no se exceda de 2.500 mg diarios.

LA VITAMINA C PUEDE PREVENIR FRACTURAS.

La vitamina C, conocida como el ácido ascórbico, es un nutriente con innumerables virtudes. Se conocen sus propiedades para regular el sistema inmunológico y ayudar a la cicatrización de las heridas, y por su función antioxidante se tiene como uno de los productos que puede retrasar el envejecimiento. El déficit de vitamina C causa una enfermedad conocida como Escorbuto, que era muy conocida por los marineros que pasaban meses sin consumir frutas. Pero su papel en el metabolismo del hueso y en la prevención de fracturas no es tan difundido.

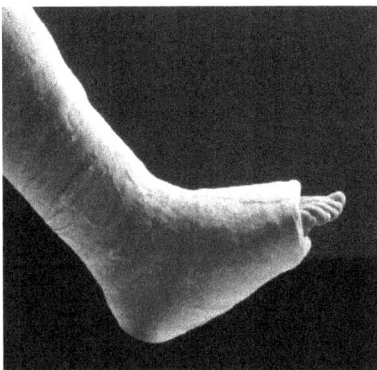

En una reciente reunión realizada en Montreal, Canadá, por la American Society for Bone and Mineral Research, se presentó un trabajo que revela la importancia de esta vitamina en la prevención de fracturas. En el trabajo, realizado por un grupo de médicos del Instituto para la Investigación del Envejecimiento, de Boston, Massachusetts, se estudió un total de 958 personas y se encontró que aquellos con un mayor consumo de vitamina C al día tenían 50% menos de posibilidades de tener una fractura de cadera. Las

son suficientes como para que los médicos tomen en cuenta a este nutriente en el tratamiento de la osteoporosis y la prevención de fracturas.

Pero el asunto no queda aquí, en otro trabajo, publicado el año pasado en el Journal of Bone and Joint Surgery, prestigiosa revista de traumatología, se evidenció una más rápida curación de las fracturas en ratones de laboratorio a los cuales se les daba una dosis alta de vitamina C. Además, otros estudios reportan que la vitamina C mejora la densidad mineral del hueso. Si estos resultados son aplicables a los seres humanos, entonces estaría indicado suministrar el ácido ascórbico a los pacientes que han sufrido fracturas.

Al parecer, la vitamina C ayuda a prevenir las fracturas debido a su papel en la formación del colágeno, presente en los huesos, músculos y tendones. También se piensa que es debido a su efecto antioxidante, al proteger al hueso y otros tejidos del daño de los radicales libres.

Sin embargo, esto no quiere decir que si usted tiene osteoporosis debe dejar sus medicamentos y sólo tomar vitamina C. El calcio, la vitamina D y los medicamentos que le manda su médico, también tiene un papel fundamental en la prevención de fracturas. Pero tenga presente que debe consumir frutas todos los días y además un suplemento vitamínico.

¿SE PUEDE EVITAR EL ENVEJECIMIENTO DE LAS ARTICULACIONES?

Se considera como cosa normal que con el paso de los años nos duelan las articulaciones.cuando el paciente le cuenta a sus amigos las respuesta que consigue es: bueno, es que los años no pasan en vano, o: eso es el almanaque.

Sin embargo a todos nos queda la duda sobre si estos cambios se pueden evitar, si es posible tener una vejez sin articulaciones enfermas y adoloridas.

La respuesta a esta pregunta no es simple: si bien el envejecimiento de las articulaciones es una cosa natural y universal, no sólo de los seres humanos, sino también de los animales , también es cierto que el tomar algunas medidas lo pueden retrasar, y hacer más llevadera y satisfactoria la ancianidad.

El envejecimiento de las articulaciones es conocido como artrosis, y consiste en el desgaste de la capa protectora de la articulación que es el cartílago articular. El principal síntoma que da la artrosis es dolor y rigidez en la articulación. También se puede sentir crepitación, es decir, que la articulación cruje.

¿Todas las personas van a tener artrosis?

Parece ser que si, después de los 65 años el 100% de las personas tiene artrosis en una o más articulaciones. Sin embargo no en todas estas personas va a ser tan severa como para provocar síntomas.

¿Qué puede hacer que la artrosis se desarrolle con más severidad?

Varios factores, tales como la herencia, traumatismos severos durante la vida, el sobrepeso.se calcula, por ejemplo, que las personas con sobrepeso tienen entre 7 y 10 veces más posibilidades de sufrir de artrosis en las rodillas.

¿Entonces la alimentación tiene mucho que ver con el envejecimiento de las articulaciones?

Sí.Tener una alimentación y un peso adecuado prolonga la vida de sus articulaciones y su bienestar general. Por ejemplo, la población de una isla del Japón llamada Okinawa, que se caracteriza por su frugalidad al comer, tiene el record de personas vivas mayores de 90 años, y la mayoría de ellas tiene una vida independiente. Al parecer, cuando comemos en exceso, se producen unas sustancias llamadas radicales libres que son tóxicos para nuestras articulaciones y todos nuestros tejidos.

OSTEOARTRITIS O ARTROSIS.

¿Qué es la osteoartritis?

La osteoartritis o artrosis es un trastorno degenerativo que afecta las articulaciones de la mano, columna vertebral, cadera y rodilla, caracterizado por degeneración del cartílago y formación de osteofitos. Clínicamente, la característica más importante es el dolor.

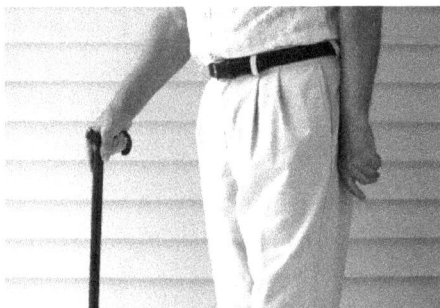

¿Con qué otros nombres se conocen la osteoartritis?

Osteoartrosis, artrosis, artropatía degenerativa y artritis hipertrófica.

¿Qué es la Artritis Reumatoide?

Es un trastorno inflamatorio, sistémico y crónico que ataca las articulaciones. La principal diferencia con la Osteoartritis es que no es de origen degenerativo sino autoinmune. La Artritis Reumatoidea predomina en mujeres, con edades entre 40 y 50 años.

¿Qué es el Factor Reumatoide?

Es una prueba de laboratorio que ayuda al médico a distinguir entre Artritis Reumatoide y Artrosis.

¿Qué articulaciones afecta con más frecuencia la osteoartritis?

- Manos.
- Caderas.
- Rodillas.
- Articulación acromioclavicular.

¿Es muy frecuente la osteoartritis?

Se calcula que una de cada 10 personas mayores de 60 años sufre alguna manifestación clínica de osteoartritis. Debido al incremento de la expectativa de vida de la población, la frecuencia de esta enfermedad tiende a aumentar.

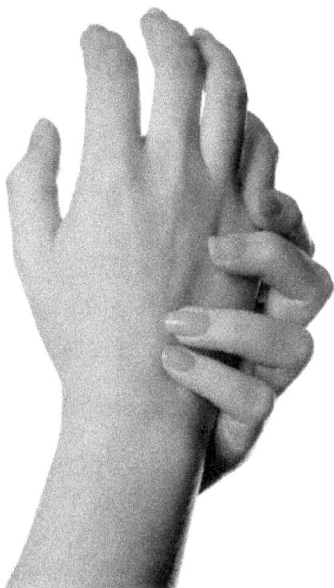

¿Cómo se clasifica la osteoartritis?

La osteoartritis se clasifica en dos tipos: Osteoartritis primaria y secundaria. En la primaria no existe un desencadenante claro, se asocia a la edad avanzada y a factores hereditarios. En la osteoartritis secundaria existe un desencadenante específico.

¿Qué factores predisponen a la aparición de la osteoartritis secundaria?

- Traumatismos.
- Obesidad.
- Deformidades congénitas.
- Enfermedades metabólicas o endocrinas.
- Resultado final de artropatías inflamatorias.

Es muy importante el tema de la obesidad.la obesidad aumenta la severidad de la artrosis,no sólo en las rodillas sino en todas las articulaciones.

¿Qué son los osteofitos?

Los osteofitos son una de las principales características de la osteoartritis, son neoformaciones de cartílago osificado.

¿Existe relación entre la humedad del ambiente y el dolor en la osteoartritis?

Esto no es más que una creencia popular, no parecen haber pruebas científicas de esto.

¿Cuál es el tratamiento farmacológico de la osteoartitis?

El tratamiento farmacológico consiste en el uso de analgésicos como acetaminofen y anti-inflamatorios no esteroideos, también la glucosamina y el condroitin sulfato han tenido gran éxito en el manejo del dolor. Se está empleando recientemente el ácido hialurónico intra-articular, sin embargo el efecto de este medicamento es perecedero y el costo del mismo muy elevado.

¿Qué medidas generales puede indicar el médico en la osteoartitis?

Disminuir de peso, ejercicio de bajo impacto como la natación, ciclismo o caminatas son medidas efectivas en el tratamiento de la osteoartritis. Ejercicio de alto impacto como el trote o la carrera puede empeorar el dolor.

¿En qué consiste el tratamiento quirúrgico de la osteoartritis?

El tratamiento quirúrgico más empleado es el reemplazo con prótesis de las articulaciones de la cadera y la rodilla. Se emplea sólo si las medidas conservadoras fracasan.

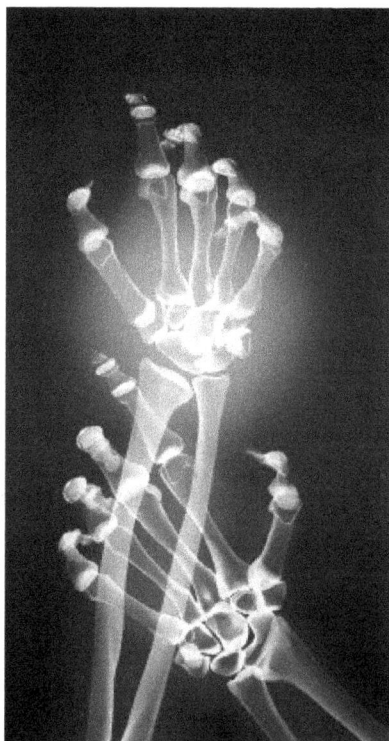

GLUCOSAMINA y CONDROITIN SULFATO.

¿Qué son la glucosamina y el condroitin sulfato?

La glucosamina es una sustancia que se encuentra en estado natural en el cuerpo humano. Es una forma de aminosacárido que juega un papel muy importante en la formación y reparación del cartílago articular.

El Condroitin sulfato es parte de una larga proteína (proteoglicano) que le da elasticidad al cartílago articular, y también previene que enzimas del organismo destruyan el cartílago articular.

Tanto la glucosamina como el codroitinsulfato son extraídas de tejidos animales. La glucosamina es extraída del caparazón de langosta, cangrejos o camarones. El condroitin sulfato es extraído de cartílagos animales tales como tráqueas o cartílago de tiburón.

¿Qué hacen la glucosamina y el condroitin sulfato?

Diversos estudios confirman alivio del dolor en la Osteoartritis semejante al producido por los AINES, pero sin sus efectos secundarios. Parece que también pueden ayudar a reparar el cartílago dañado en la osteoartritis, e incluso modificar el curso de la enfermedad, sin embargo estos beneficios no han sido confirmados totalmente.

¿Cuál es la dosis apropiada de glucosamina y el condroitin sulfato?

Los estudios que se han efectuado sugieren que la dosis ideal es de 1500 mg de glucosamina y 1200 mg de condroitin sulfato.

¿La glucosamina con condroitin es una medicina?

No, no son considerados medicamentos sino suplementos alimenticios. Las regulaciones de estos productos no son tan estrictas como la de las medicinas, por esto debe buscar los que son fabricados en compañías de confianza.

¿Están indicados en mi caso?

Estos medicamentos han dado resultado en los casos de Osteoartritis leve a moderada. En osteoartritis severa está indicado el reemplazo articular. Si su dolor es producido por otra enfermedad como artritis reumatoide o gota, no va a encontrar alivio. De manera que debe acudir al traumatólogo para que él determine si es el tratamiento indicado.

¿Debo suspender los otros medicamentos que tomo para la Osteoartritis?

No, puede tomar los medicamentos en conjunto con antiinflamatorios no esteroideos u otros medicamentos que emplee para el tratamiento de su artrosis.

¿Qué efectos secundarios tienen el condroitin sulfato y la glucosamina?

El efecto secundario más frecuente es flatulencia o gases intestinales. Estos productos son extraídos de animales marinos, por lo tanto debe tenerse precaución en caso de alergia severa a los pescados o mariscos.

En pacientes con diabetes se deben realizar mediciones de glicemia mientras se tome el producto debido a que la glucosamina es un aminosacárido, y puede elevar el azúcar en sangre.

Si toma algún producto anticoagulante debe tener precaución debido a que el condroitin sulfato incrementa el tiempo de coagulación en algunas personas.

El producto contiene también pequeñas cantidades de Sodio, que se debe tomar en cuenta en los pacientes con regímenes hiposódicos.consulte la información que ofrece el fabricante, sobre la cantidad de sodio que contiene el producto.

Su seguridad en embarazadas o niños no ha sido estudiada para el momento de escribir esto.

SOBREPESO Y ARTROSIS DE RODILLA, MEZCLA FATAL

La artrosis es un importante problema de salud, siendo la rodilla la localización más frecuente: el 30% de las personas mayores de 65 años tienen artrosis de rodilla. Existen factores en su aparición que no son modificables, como la edad y la genética, pero existe un factor muy importante que si es modificable que es el sobrepeso. Múltiples estudios científicos reportan la asociación de obesidad con artrosis, pero no solamente en las rodillas, sino en todas las articulaciones del cuerpo. Por ejemplo, el estudio Artrocad, de España, reporta que el 50 % de los pacientes con artrosis tienen obesidad. Las personas que tienen un sobrepeso de un 20% tienen de 7-10 veces más riesgo de padecer artrosis de rodilla. Por lo tanto la pérdida de peso puede prevenir la enfermedad, y aliviar los síntomas, una vez que la artrosis ya se ha desarrollado.

¿Por qué existe esta asociación entre artrosis de rodilla y obesidad?

Hay dos mecanismos distintos para explicar el papel de la obesidad en la artrosis, uno es obvio: no es lo mismo para una rodilla soportar 65 kilos que 90, el desgaste del cartílago tiene que ser mayor en el segundo caso. El otro es menos obvio: Los pacientes obesos su sangre niveles hormonales alterados que aceleran el desgaste del cartílago. De hecho, no solamente aumenta el riesgo de artrosis en las rodillas sino también en las manos y codos, que son articulaciones que no soportan peso.

¿Bajar de peso me va a quitar el dolor de las rodillas?

Si la artrosis ya está instalada no va a quitar el dolor completamente, pero definitivamente lo va a disminuir. En artrosis severa tal vez sean necesarias otras medidas como el reemplazo articular.

¿Por qué es importante el ejercicio?

Por dos razones: Primero porque usted va a rebajar porque gasta más calorías. Lo segundo es que el movimiento previene la destrucción del cartílago articular y mejora la nutrición del mismo. Sin embargo el ejercicio debe ser de bajo impacto: Natación, bicicleta, o simplemente caminar

¿Cuánto peso menos soportan mis rodillas si rebajo?

Si una persona pierde cinco kilos, cada rodilla estará sujeta a 20.000 kilos menos de carga por cada dos kilómetros que camine, o sea, el peso de cuatro vehículos tipo sedán .

¿Qué puedo hacer para rebajar?

Difícil pregunta. Hay que aceptar que la obesidad es una enfermedad crónica, no tiene cura sino tratamiento. Aquí les muestro algunas reglas que pueden ayudarle:

1. Procure disminuir el consumo de carbohidratos, como el azúcar, pan, tortas. Use edulcorantes como el "splenda" o sacarina.

2. Consuma proteínas en las mañanas, como atún, sardinas, pollo. Estos alimentos actún como "aceleradores" del metabolismo.

3. Tome leche descremada.

4. Consuma frutos secos entre comidas para "engañar" el hambre.

5. No tome jugos, consuma las frutas en trozos.

6. Mejor son muchas comidas pequeñas que pocas grandes. Períodos largos de ayuno no son buenos.

7. Consuma arroz integral, arepas con harina integral o con afrecho.

8. Disminuya el consumo de bebidas alcohólicas, especialmente la cerveza.

9. Solicite evaluación por un nutricionista.

10. Haga ejercicio, previa evaluación por un médico.

CUIDADO CON LOS ANTIINFLAMATORIOS.

Los antiinflamatorios no esteroideos (AINES) son una de las medicinas que prescribe con más frecuencia el traumatólogo. Se calcula que 30 millones de personas consumen diariamente estos productos, de las cuales el 25% son mayores de 65 años. Sin embargo, estos medicamentos no son inofensivos, hay que tener muchas precauciones al consumirlos. Todavía está reciente el escándalo de Vioxx®, y luego un problema similar con Celebrex®, Bextra ® y Arcoxia®, que después de tener años en las farmacias se determinó que aumentaban el riesgo de problemas cardiovasculares y se retiraron del mercado.

Ahora, uno de los antiinflamatorios más comunes y antiguos, el Diclofenac (conocido comercialmente como Voltaren® o Cataflam®), está bajo escrutinio. La razón es un estudio publicado en la prestigiosa revista norteamericana JAMA (Journal of American Medical Association) y realizado en la Universidad de Newcastle, de Australia que lo coloca casi a la par con el Vioxx® en cuanto a riesgo cardiovascular se refiere. En este estudio se revisaron 23 trabajos de investigación sobre el efecto cardiovascular de los Antiinflamatorios y se concluyó que el Diclofenac puede aumentar hasta 40% la posibilidad de accidentes vasculares o infartos en pacientes con factores de riesgo. El investigador David Henry, quien encabezó el estudio, dijo que los resultados tenían graves consecuencias para los diabéticos, fumadores, hipertensos y personas con cardiopatías. Dijo, sin embargo, que en pacientes jóvenes y sanos no existe el mismo peligro. En este análisis, el medicamento con mejor puntuación cardiovascular resulto ser el Naproxén, una medicina conocida también desde hace varios años.

Sin embargo, el riesgo cardiovascular no es el único problema que pueden causar los antiinflamatorios. Tal vez la complicación más frecuente es el la toxicidad gastrointestinal. Los anti-inflamatorios pueden causar gastritis medicamentosa y en casos severos, hemorragia gastrointestinal. Es por esto que el médico debe acompañarlos de un protector gástrico, y advertirle al paciente sobre esta complicación.

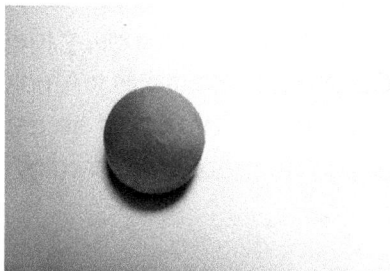

Pero no todo es malo en relación a los AINES. Un trabajo recién publicado revela que las personas que consumen dos o más grageas de antiinflamatorios semanalmente tienen 33% menos probabilidades de sufrir de la próstata. Parece que estos fármacos pueden prevenir o retardar la aparición de Hiperplasia Prostática Benigna.

Algunas recomendaciones sobre los AINES:

- Hable con su médico si le indica un antiinflamatorio y usted sufre un problema cardiovascular, tal vez existan alternativas dentro de las medicinas que se encuentran en el mercado.

- Si el dolor o la inflamación no cede con el uso de antiinflamatorios, acuda de nuevo al médico, no tome estas medicinas indefinidamente.

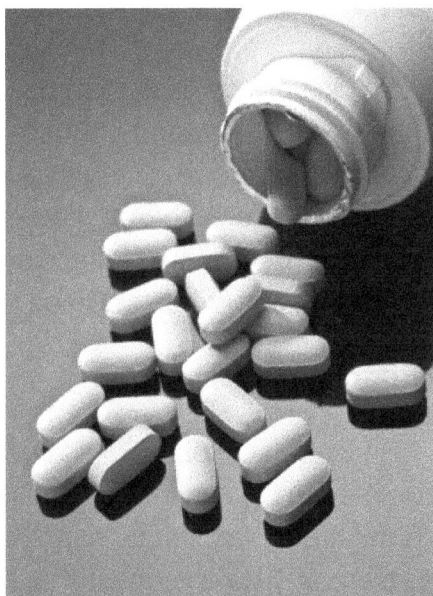

- Para finalizar, creo que con ésta, y todas las medicinas, hay que recordar la frase atribuida al científico suizo Paracelso, hace más de 5 siglos:

"Todo es veneno y nada es veneno, la dosis hace la diferencia".

TROMBOSIS VENOSA PROFUNDA Y EL SINDROME DE LA CLASE TURISTA.

En Octubre del 2000, Emma Christoffersen, una joven inglesa de 28 años, atlética y no fumadora, murió repentinamente cuando regresaba de Australia a Inglaterra en un vuelo de 20 horas. La causa: Tromboembolismo Pulmonar. Esto llamó la atención del mundo por el ahora llamado Síndrome de la Clase de Turista.

¿Por qué ocurre esto?

En los pacientes que pasan muchas horas sentados, como en los viajes internacionales, se forman coágulos de sangre en las venas, especialmente en las venas de las piernas. Esta enfermedad se llama la trombosis venosa profunda. El problema es cuando estos coágulos viajan por las venas hasta los pulmones, ocasionando un problema, a veces mortal que se llama el Tromboembolismo Pulmonar.

¿Es muy frecuente esto?

No se conoce la frecuencia exacta, revistas médicas como el Lancet reportan que entre un 1 y un 10% de los viajeros tiene la enfermedad, con o sin síntomas. Sin embargo sólo uno en un millón de viajeros tiene Tromboembolismos Pulmonares mortales.

¿Esto ocurre sólo en los viajes en avión?

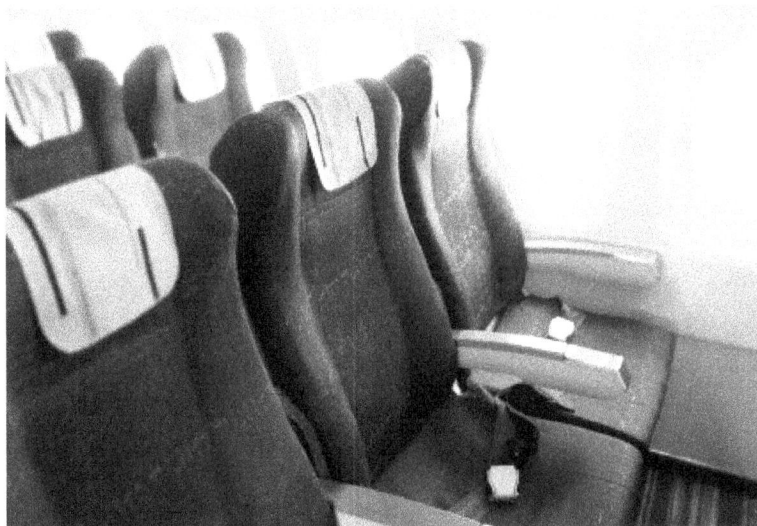

No, ocurre en todas las personas que pasan mucho tiempo inmovilizadas, la primera vez que se describió fue en la segunda guerra mundial, cuando la población pasaba muchas horas sentada en refugios antiaéreos.

No sólo los viajes en avión están involucrados, recientemente vi un caso en una señora que viajó en autobús de Boconó hasta Caracas.

¿Por qué a un traumatólogo le interesa este tema, si se trata de un problema circulatorio?

Por dos razones: Los pacientes vienen al traumatólogo pensando que se trata de un problema muscular de la pierna, y luego se les diagnostica que el problema es venoso. La segunda es que la Trombosis Venosa Profunda y el Tromboembolismo Pulmonar son complicaciones frecuentes en los pacientes politraumatizados y en los pacientes operados por problemas traumatológicos, como reemplazos articulares, fracturas o artroscopias.

¿Qué debo hacer para prevenir esta enfermedad si tengo que viajar?

Si va a hacer un viaje de más de 4 horas en avión o autobús recuerde pararse cada 2 horas y camine por el pasillo y consuma abundantes líquidos para evitar la deshidratación.

Si tiene factores de riesgo como várices, obesidad, antecedentes de trombosis, debe ir al médico, quien le puede indicar algún medicamento o el uso de medias especiales.

¿Es verdad que la aspirina puede prevenir la enfermedad?

Si, tomar una aspirina una hora antes del viaje disminuye el riesgo, pero solo debe ser tomado por personas con factores de riesgo y con supervisión del médico.

FIBROMIALGIA. CAUSA DE DOLOR DE DIFICIL DIAGNOSTICO.

¿Qué es la Fibromialgia?Se trata de una enfermedad que ocasiona dolor muscular generalizado y sensación de fatiga. Afecta al 2% de la población general, o sea que alrededor de 200 mil venezolanos sufren esta enfermedad.

¿Por qué tiene este nombre?

Quiere decir dolor en los músculos y tendones. La enfermedad se ha conocido por distintos nombres, pero sólo desde 1990 se ha definido con claridad cómo hacer su diagnóstico.

¿Qué síntomas tiene el paciente con fibromialgia?

El paciente se queja principalmente de dolor en el cuello y extremidades y sensación de fatiga. A pesar de que se duerme rápidamente, el sueño es ligero e interrumpido. Esto es casi una constante en estos pacientes. Otros síntomas que pueden tener los pacientes son cefalea y depresión.

¿Qué cambios están presentes en el laboratorio o en las radiografías ?

Ninguno. Ni las radiografías ni los exámenes de laboratorio muestran alteraciones.

Ni siquiera la biopsia de músculo es anormal. Por esto algunos médicos le dicen al paciente que sus síntomas son sólo psicológicos, lo cual no es cierto, el dolor que siente el paciente es real.

¿Qué son los puntos dolorosos o puntos gatillo?

Son 18 puntos que están en el cuello, brazos caderas y piernas, y que al presionarlos causan dolor intenso en los pacientes con fibromialgia. Para hacer el diagnóstico deben ser sensibles por lo menos 11 de estos 18 puntos, y tener por lo menos 3 meses de evolución los síntomas.

¿Qué causa la Fibromialgia?

La causa de la enfermedad es desconocida. Una teoría sobre la causa de la enfermedad es que el músculo no se regenera adecuadamente por la falta de sueño. No se descartan factores genéticos en esta enfermedad.

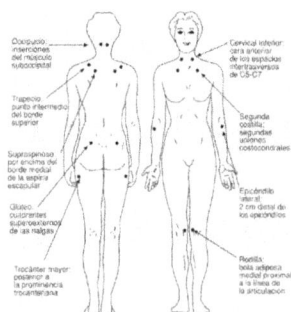

Imagen tomada de Arthritis Foundation

Los puntos en esta imagen indican las diversas ubicaciones de los puntos hipersensibles. Las personas que padecen de fibromialgia siente una hipersensibilidad indebida cuando se ejerce presión en muchos lugares.

¿Cómo se trata la fibromialgia?

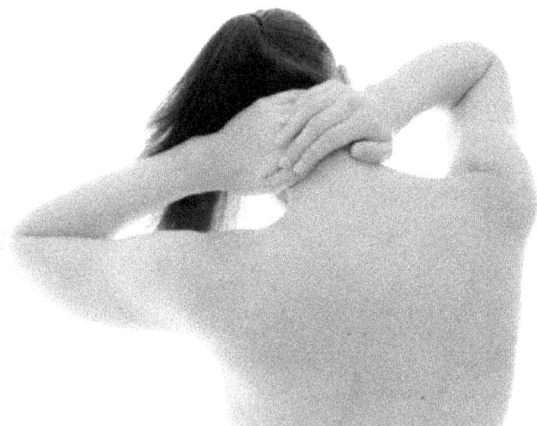

El tratamiento consiste en terapia física y medicinas tales como: Antiinflamatorios no Esteroideos, Antidepresivos, algunos sedantes, medicina no tradicional como la acupuntura. El ejercicio físico aeróbico de bajo impacto como natación, bicicleta y caminar es muy útil. El paciente debe evitar sustancias como la cafeína que alteren el sueño.

Se trata de una enfermedad de difícil diagnóstico y difícil tratamiento, generalmente el paciente va de médico en médico buscando una cura milagrosa. Está muy relacionada a la falta de sueño y a la falta de ejercicio físico: nunca he visto un atleta ni una persona que duerma bien con fibromialgia.

PREVENCION DE LESIONES EN LA PRACTICA DEPORTIVA.

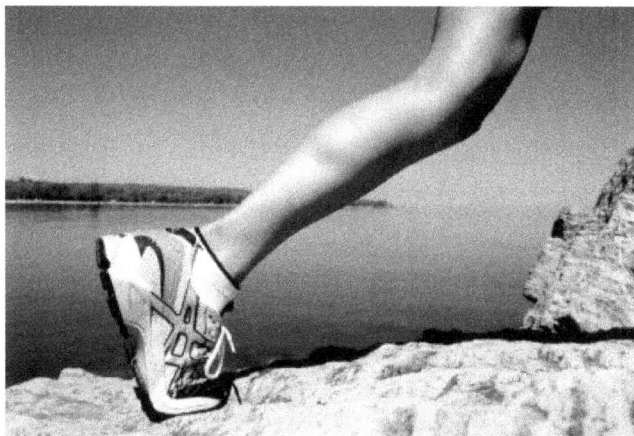

La práctica de ejercicios físicos tiene un indiscutible efecto beneficioso para la salud, pero es necesario prevenir la aparición de lesiones que pueden ser muchas veces severas y hasta mortales. El problema es especialmente frecuente en los que comienzan a entrenar; el 60% de las personas que comienzan un programa de ejercicios sufre una lesión durante las siguientes seis semanas.

Recientemente vimos en la prensa la noticia de un joven que murió en un instituto militar producto de un entrenamiento físico intenso, sin una debida hidratación. Esto provocó un problema conocido como Rabdomiolisis, que condujo a una insuficiencia renal y posteriormente la muerte.

Este es un caso extremo, pero vemos con frecuencia como la falta de conocimientos hace que la gente tenga accidentes durante el entrenamiento deportivo. Se calcula que 1 de cada 2 lesiones deportivas son prevenibles con una serie de normas que todos podemos seguir.

1.- Caliente antes de entrenar. Se calcula que de un 60 a 70% de las lesiones ocurren por falta de calentamiento. Este tiene dos funciones: mejora el desempeño deportivo y previene la aparición de lesiones. El calentamiento hace que los vasos sanguíneos que llegan a los músculos y articulaciones se dilaten, aumentando el riego y disminuyendo la probabilidad de un desgarro del tejido. Un punto importante es que a medida que el atleta envejece debe darle más tiempo al calentamiento.

2.- Manténgase hidratado. Usted puede perder hasta medio litro de líquido en una hora de entrenamiento intenso, de manera que es muy importante su recuperación, con bebidas que contengan, además, electrolitos como sodio y potasio. Los casos extremos de deshidratación durante el ejercicio pueden ser hasta mortales, como el ejemplo que vimos en la prensa.

3.- No sea un atleta de fin de semana. Estos son las personas que más se lesionan, tienen una vida sedentaria de lunes a viernes y el domingo quieren entrenar 4 horas de futbol o beisbol.

4.- Realice progresos moderados en su actividad deportiva. No trate de convertirse en un Arnold Schwarzenegger de la noche a la mañana. Siga la norma del 10%: se debe aumentar la intensidad del ejercicio físico en un 10% como máximo todas las semanas, es decir, si estaba trotando 10 kilómetros en una semana, la siguiente debe trotar 11, si levanta 10 kilos con las pesas, en la siguiente semana debe levantar 11.

5.- Hágale caso al dolor. Existe una creencia errónea en muchos atletas de que si no hay dolor no hay ganancia, o como dicen los norteamericanos: No Pain, no Gain. El dolor es una señal que dan nuestros músculos y articulaciones y señala que existe una lesión. Descanse si tiene dolor, y si el dolor persiste acuda al médico.

6.- Utilice los implementos adecuados para su deporte: espinilleras en el futbol, equipo especial en el beisbol, equipo protector para patinar, casco para montar bicicleta. Estos aparatos disminuyen la frecuencia y la severidad de las lesiones.

7.- Si camina, trota o monta bicicleta en la calle, use ropa con colores llamativos o fluorescente, que permita que los conductores de automóviles lo vean con facilidad. No use iPod o aparatos que no permitan que escuche el ruido del tráfico, y evite salir con poca luz.

Si seguimos estas normas corremos menos riesgos de sufrir lesiones al practicar nuestro deporte favorito, de aparecer un dolor en un músculo o articulación, recuerde acudir a su médico de confianza.

PREVENCION DE LAS CAIDAS EN EL PACIENTE ANCIANO.

Se realizó recientemente en Barcelona, España, La Segunda Jornada de movilidad, caídas y ejercicio físico en las personas mayores. Más del 30% de las personas con más de 65 años sufren caídas y el porcentaje sube al 50% al superar los 80 años. El paciente anciano tiene un problema adicional: sus huesos ya no son fuertes, generalmente padece de osteoporosis y puede fracturarse.

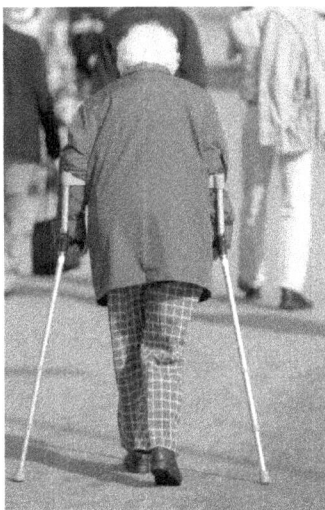

Las caídas son cosa grave en las personas mayores, que pueden traer consecuencias como fracturas de cadera o columna y en algunas ocasiones pueden ser mortales. Como decía mi abuela: los viejos se mueren por las tres C: Corazón, Catarro y Caídas.

Sin embargo una de cada tres caídas puede ser evitada y evitar así una gran carga de sufrimiento para el paciente y su entorno familiar.

Estos consejos pueden ayudarlo a prevenir una caída en un paciente mayor:

1-. Vigilar la presencia de vértigos o mareos que puedan ocasionar una caída. Si estos aparecen debe ser evaluado el paciente por el especialista en O.R.L. Hace poco vi en la consulta un paciente que había tenido tres fracturas en menos de un año: la causa, un problema de laberintitis que requirió tratamiento por un especialista.

2.- Cuidado con los problemas de la vista: Acuda regularmente al oftalmólogo para detectar y tratar defectos visuales que puedan ocasionar caídas.

3.- No use zapatos ni sandalias que tengan suela resbaladiza. Prefiera suelas de goma con un buen agarre.

4.- Existen lugares de la casa que son especialmente peligrosos, como el baño y las escaleras. Es bueno que en el cuarto de baño se coloquen barras en las paredes y cintas adhesivas anti resbalantes.

5.- Muchos ancianos tienen problemas de incontinencia urinaria y deben pararse en la noche para ir al baño. Es conveniente que el baño esté cerca de su habitación y que el camino esté bien iluminado.

6.- Tenga cuidado con las pastillas para dormir: algunas veces al amanecer el paciente puede estar todavía bajo los efectos de la droga y ser más propenso a una caída.

7.- Distintos estudios reportan que los adultos mayores que hacen ejercicio tienen mejor coordinación muscular y por lo tanto se caen menos. Además tienen huesos y ligamentos más fuertes y pueden resistir caídas con menor riesgo de lesión musculoesquelética. Por lo tanto: haga ejercicio, en la medida de sus posibilidades físicas, así sea algo tan sencillo como caminar.

8.- Un paciente anciano no debe tener como mascota un perro o gato inquieto, que pueda correr y tumbarlo. Muchas veces he visto pacientes con fractura de cadera por culpa de su mascota favorita, un precio demasiado alto por tener un animal.

9.-Tenga cuidado con la osteoporosis: es una enfermedad muy frecuente en los ancianos y el hueso puede estar tan débil que cualquier pequeña caída puede romperlo. Recuerde que hay modernos tratamientos que pueden revertir esta enfermedad y disminuir notablemente el riesgo de fractura.

10.- Trate de que todas sus actividades se realicen en el mismo piso de su casa, ya que al subir o bajar escaleras ocurren muchas de las caídas. Recuerde que en la tercera edad una caída puede ser una tragedia personal y familiar, y lo más importante es que puede ser evitada.

¿QUE SON LAS BURSITIS?

Mucho hemos escuchado hablar de las bursitis, y usualmente, cada vez que nos duele el hombro decimos que debe tratarse de eso, pero no es tan sencillo, todas las articulaciones del cuerpo tienen estas estructuras llamadas bursas, que se pueden inflamar y resultar un problema muy molesto.

¿Qué es una bursa?

Una bursa es una almohadilla que se encuentra en nuestras articulaciones, y que sirve como protección a los tendones y los músculos al roce de las superficies prominentes de los huesos. Es decir, las bursas son como pequeños amortiguadores que tenemos en las articulaciones. Tenemos alrededor de 160 bursas en todas las articulaciones.

¿Qué es una bursitis?

El sufijo "itis", viene del griego, y significa inflamación. Por eso vemos los términos sinusitis, gastroenteritis, encefalitis, rinitis, para describir la inflamación de cualquier tejido del organismo. Entonces tenemos que bursitis es la inflamación de una de estas estructuras llamadas bursas.

¿Qué síntomas causa la bursitis?

El síntoma más característico es el dolor, también puede causar limitación para la movilidad, sobre todo en el caso de la bursitis del hombro. Se puede sentir un característico "crujido" al mover la articulación. También puede haber enrojecimiento y aumento de volumen de la zona afectada.

¿Yo había escuchado que la bursitis sólo ocurre en el hombro?

No, eso no es cierto. En el hombro hay una bursa que se inflama con mucha frecuencia, debajo de un hueso llamado acromion. Es la llamada bursa subacromial. Pero no quiere decir que sea la única bursa que existe, casi todas las articulaciones tienen bursas y pueden inflamarse.

¿En qué otras articulaciones existen bursas?

En la rodilla hay 16 bursas, y causan frecuentemente problemas dolorosos. En la cadera está la bursa trocantérica, que muchas veces causa un dolor muy intenso que requiere la aplicación de una infiltración. También en los dedos y en los codos podemos conseguir bursas.

¿Por qué ocurre la bursitis?

La causa principal es el uso repetido de una articulación, bien sea en el trabajo o en el deporte. Trabajos en los cuales sea necesario levantar los brazos, atornillar repetidas veces, permanecer de rodillas, ocasionan muchas veces bursitis.

También la edad es importante, después de los 40 años la resistencia de los tejidos a los microtraumatismos es menor.

¿Algunas enfermedades pueden ocasionar bursitis?

Si, la artritis reumatoidea, la gota, las infecciones por estafilococo y la tuberculosis pueden ocasionar episodios de bursitis.

¿Cómo puedo prevenir la aparición de una bursitis?

Hay que hacer pausas cuando se realizan actividades repetitivas, en la medida de lo posible utilizar equipos eléctricos o mecánicos en el trabajo que nos ayuden. Se debe cuidar la postura en el trabajo, en el hogar y en la práctica del deporte. Especialmente es importante evitar levantar los brazos por encima del hombro de manera repetida. Antes de realizar ejercicio físico hay que realizar un período de calentamiento y luego uno de enfriamiento.

¿Cómo puede diagnosticar el traumatólogo una bursitis?

El traumatólogo debe hacer una historia clínica, un examen físico cuidadoso y puede solicitar radiografías de la articulación o exámenes de laboratorio. En ciertos casos puede solicitar una Resonancia Magnética Nuclear.

¿Cómo se trata una bursitis?

Hay que poner en reposo la articulación por un período de tiempo y tomar un analgésico-antiinflamatorio. El frío local también puede ser de ayuda. El médico puede también indicar una infiltración con esteroides y anestésicos.

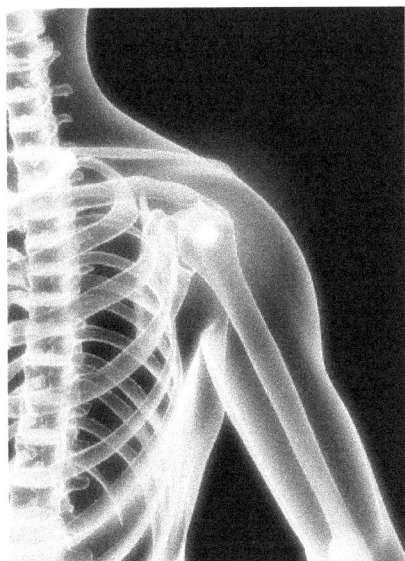

¿Qué síntomas deben causar alarma?

- Dolor que no cede con el uso de analgésicos.

- Dolor que imposibilita mover la articulación.

- Fiebre.

LA GOTA. RESPUESTA A SUS PREGUNTAS MAS FRECUENTES.

¿Qué es la gota y a qué debe su nombre?

Es una enfermedad de las articulaciones producida por la acumulación de cristales de urato monosódico, debido a hiperuricemia. Hiperuricemia es elevación del ácido úrico en la sangre. Gota deriva de gutta, gota en latín, ya que en la edad media se creía que se debía a una gota de humor maligno que alguien colocaba en las articulaciones. También fue llamada "enfermedad de los reyes", debido a que ocurre con mayor frecuencia en las clases acomodadas.

¿Quiénes sufren con mayor frecuencia de gota?

La enfermedad ocurre con mayor frecuencia en hombres que en mujeres, con una relación de 5:1. En los hombres ocurre entre los 40 y 50 años, y en las mujeres después de los 60 años. La artritis gotosa es la principal causa de artritis inflamatoria de pacientes mayores de 40 años. La enfermedad predomina en las clases acomodadas.

¿Qué es hiperuricemia y a qué se debe?

Es la elevación del ácido úrico, en hombres por encima de 7,0 gr./dl y en mujeres por encima de 6,0 gr./dl.

Es debida a un error congénito del metabolismo, con producción excesiva de ácido úrico, o a un defecto adquirido por consumo excesivo de alimentos con purinas.

¿Qué alimentos contienen purinas?

Las carnes rojas, especialmente las vísceras, como los sesos e hígado. Las bebidas alcohólicas, especialmente la cerveza y el vino. Las frutas y los productos lácteos son los alimentos con menor cantidad de purinas.

¿De dónde proviene el ácido úrico?

El ácido úrico es el producto final del metabolismo de las purinas. Los seres humanos carecemos de la enzima uricaza, que oxida al ácido úrico y lo convierte en alantoína, un compuesto muy soluble. Esta carencia genera el riesgo en humanos de depósitos de cristales de ácido úrico.

¿Qué relación existe entre alcohol y gota?

El alcohol aumenta la producción de ácido láctico, el cual disminuye la excreción ácido úrico. Además el ácido láctico acelera la degradación del ATP en ácido úrico. Por otra parte la cerveza y el vino contienen guanosina, que es un precursor del ácido úrico.

¿Qué relación existe entre obesidad y gota?

Los pacientes obesos tienen menor excreción renal de uratos, también la hiperlipidemia está relacionada con la aparición de gota.

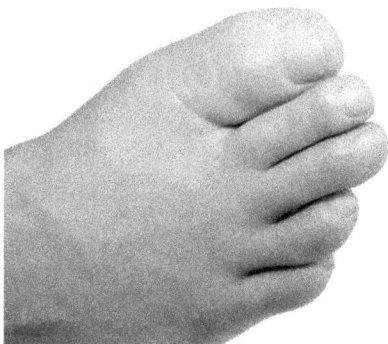

¿Qué relación existe entre café y gota?

Un reciente estudio de la revista Arthritis and Rheumatism sugiere que el consumo de café disminuye la incidencia de gota. Las personas que consumen 4 o 5 tazas de café tienen un 40% menos de riesgo de sufrir la enfermedad. Sin embargo el té no parece ejercer el mismo efecto.

¿Cómo es el cuadro típico de gota?

El paciente se despierta en la madrugada con dolor intenso en el dedo gordo del pie, el tobillo o la rodilla. El dolor va aumentando durante la noche a menos que tome un analgésico.

¿Qué son los tofos?

Son acumulaciones de ácido úrico en los tejidos blandos y articulaciones. El lugar más frecuente de aparición de tofos es la bursa olecraniana, que es un tejido justo debajo del codo.

¿Cuál es el tratamiento farmacológico de la gota?

El tratamiento consiste en Antiinflamatorios no Esteroideos (Ibuprofen, Naproxen, Diclofenac, etc.), Colchicina, Alopurinol e infiltraciones intraarticulares de esteroides. El médico debe decidir cuál es el tratamiento más indicado en cada caso.

¿Existe predisposición a padecer la gota?

Si, algunas personas sufren predisposición a padecer de gota por excreción insuficiente de urato.

¿Qué medicamentos pueden producir la gota?

Los siguientes fármacos pueden producir hiperuricemia y por consiguiente gota: Ciclosporina, ácido nicotínico, tiacidas, lasix (furosemida) , etambutol, teofilina didanosida.

¿La gota puede atacar la columna?

Existe un principio que dice que la gota no ataca articulaciones cercanas a la columna ni a mujeres premenopáusicas. Sin embargo, en medicina nada es verdad absoluta.

¿Qué es la podagra?

En casi la mitad de los casos la gota afecta el dedo gordo del pie. La afección de este dedo se llama podagra. Sin embargo la gota puede afectar otras articulaciones como la rodilla, tobillo, codos. Las articulaciones pueden afectarse simultáneamente, o ser migratoria, es decir, aparecer en una articulación y luego en la otra.

¿Qué es la pseudogota?

Es una enfermedad muy semejante a la gota, en la cual la articulación más afectada es la rodilla. Es debida al depósito de pirofosfato cálcico en el liquido sinovial, no responde a la colchicina pero si a la aspiración articular y a los antiiflamatorios no esteroideos.

MITOS Y VERDADES SOBRE LAS INFILTRACIONES EN TRAUMATOLOGIA

¿Qué es una infiltración?

Infiltrar es introducir un medicamento con una jeringa en una zona del cuerpo. Se trata generalmente de un anestésico mezclado con un esteroide y la finalidad es generalmente tratar un proceso inflamatorio. El objetivo es disminuir el dolor y acelerar el proceso de curación.

¿Por qué emplea el médico infiltraciones y no pastillas o inyecciones normales?

Principalmente por 2 razones: Para obtener un resultado más rápido y duradero y para evitar los efectos secundarios de los medicamentos sistémicos. En la infiltración el medicamento va directo al sitio donde se requiere su acción, mientras que si el medicamento se suministra vía oral o intramuscular, se distribuye por todo el organismo. Además se trata de una técnica sencilla, con pocas complicaciones y que se puede realizar en el consultorio.

¿Qué tipo de esteroide se utiliza en las infiltraciones?

Se emplea generalmente un esteroide de depósito, el acetónido de triamcinolona (Kenacort®) a bajas dosis.

¿En qué enfermedades se utilizan las infiltraciones?

Se emplea en distintos procesos inflamatorios crónicos o agudos de las articulaciones, tales como bursitis, artritis o artrosis. Se emplea especialmente en la epicondilitis del codo, procesos inflamatorios del hombro y enfermedades de la rodilla.

¿Son muy dolorosas las infiltraciones?

Este es uno de los mitos más arraigados entre la gente. El traumatólogo generalmente mezcla partes iguales de un anestésico como el que usan los odontólogos (xilocaína, lidocaína o bupivacaína) y un esteroide, de manera que la sensación de incomodidad se ve disminuida.

¿Qué peligros tienen las infiltraciones?

Varios peligros, el más importante es el riesgo de infección, es por esto que el médico debe emplear medidas de antisepsia en el momento de realizar la infiltración: utilizar guantes, agujas estériles y limpiar la piel donde se va a infiltrar al paciente con un antiséptico. El médico puede emplear un antibiótico profiláctico después de la infiltración.

Otro riesgo es el síncope vasovagal, los pacientes muy nerviosos pueden incluso desmayarse en el momento de una infiltración, por lo cual es importante tranquilizarlos antes del procedimiento y no realizar infiltraciones en pacientes muy aprehensivos.

¿Es verdad que se puede romper un tendón por infiltrarlo?

Si, si usted infiltra esteroides dentro de un tendón puede debilitarse mucho y romperse después con un esfuerzo súbito, especialmente tendones que resisten mucha tensión como el rotuliano o el tendón de Aquiles.

El traumatólogo no debe infiltrar directamente un tendón, sino los tejidos vecinos, como la bursa o la articulación, para prevenir esta complicación.

¿En qué pacientes está contraindicada la infiltración?

Está contraindicada en los siguientes casos:

- Infección cercana al sitio de la infiltración.

- Trastornos severos de coagulación.

- Infiltraciones repetidas que no han tenido éxito.

- Paciente con hipertensión no controlada.

- Alergia a alguno de los componentes que se va a colocar.

- Paciente muy ansioso.

¿Cuántas infiltraciones puede colocar el médico a un paciente?

Se trata de no colocar más de tres o cuatro infiltraciones al año por paciente y por articulación, aunque esta norma puede variar dependiendo de cada paciente. También uno trata de no infiltrar más de tres articulaciones por sesión, y dejar entre cada infiltración un lapso no menor de 15 días.

¿Son frecuentes las complicaciones por una infiltración?

No, son muy raras, la complicación más grave que es la infección ocurre en uno de cada diez mil pacientes infiltrados.

¿He escuchado que los esteroides causan muchos problemas en los pacientes, es cierto eso?

Si, los esteroides pueden causar efectos secundarios graves, lo que pasa es que en la infiltración se emplea una cantidad muy pequeña y se emplean los llamados esteroides de depósito, que no circulan por todo el organismo, porque son poco solubles. De esta manera se disminuyen los efectos sistémicos del medicamento.

¿Qué recomendaciones generales debe dar el médico después de una infiltración?

Se recomienda que la articulación afectada se inmovilice por 48 o 72 horas y se coloque frío local en el sitio de la infiltración. También puede indicar antiinflamatorios orales o antibióticos profilácticos, según sea el caso.

¿Qué medicamentos se usan en la infiltración de la artrosis de rodilla?

El médico puede emplear esteroides de depósito o ácido hialurónico (Hyalgan®, Synvisc®). Son medicamentos que disminuyen el proceso inflamatorio que acompaña a la artrosis y que mejoran la lubricación de la rodilla.

¿Qué es el ácido hialurónico?

Es una proteína que normalmente existe en el líquido articular, pero que en la artrosis se ve disminuido. Se infiltra dentro de la articulación, y disminuye notablemente el dolor en ciertos casos de artrosis de rodilla. Puede inclusive retrasar el avance de la artrosis, de manera que se considera, junto con la glucosamina, un fármaco modificador de la enfermedad. Como desventajas tenemos que el medicamento es costoso, puede tener efectos secundarios y no sirve en todos los casos de artrosis.

¿Cuánto puede durar el efecto del ácido hialurónico en la rodilla?

Dependiendo del caso puede aliviar el dolor hasta por 12 meses. Si el dolor es refractario a la infiltración, entonces se debe pensar en un procedimiento quirúrgico como la artroscopia o el reemplazo articular.

En resumen, la infiltración de una articulación es un procedimiento con pocos riesgos y muchos beneficios, que sólo requiere de ciertas normas de antisepsia y el conocimiento exacto de la anatomía del sitio a tratar.

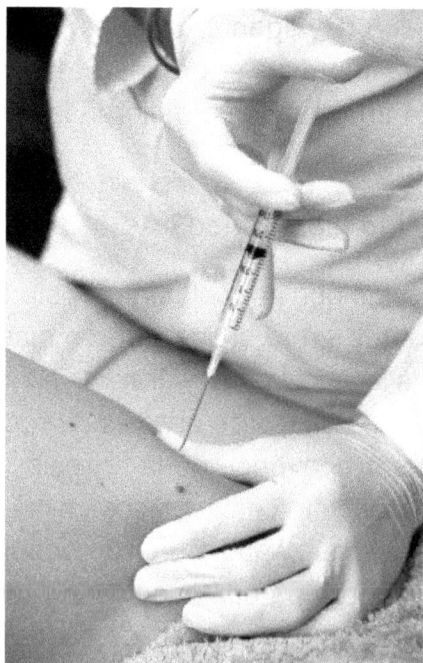

EL SINDROME DEL TUNEL DEL CARPO.

La medicina cambia constantemente, y lo que hoy consideramos como una verdad absoluta, mañana puede ser un error. Esto parece comprobarse una vez más con un reciente estudio realizado en Suecia, donde se rebate la creencia mantenida por los traumatólogos y el público general sobre la influencia del teclado de computador en la aparición del Síndrome del Túnel del Carpo.

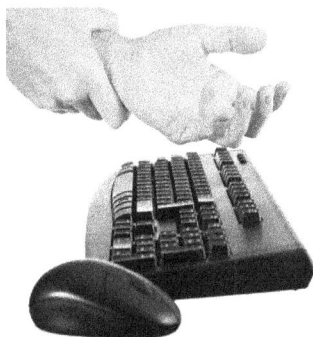

En este estudio realizado en 2.645 personas y publicado en Noviembre del 2007 en la prestigiosa revista Arthritis and Rheumatism, se reportó que el Síndrome del túnel del carpo era menos frecuente en pacientes que usaban más de 4 horas al día el teclado del computador, que en los que lo usaban 1 hora o menos. De alguna manera que no se precisa en el artículo, el uso del teclado más bien puede proteger contra la aparición de esta enfermedad.

Una cosa distinta es el mouse o ratón de la computadora. En un estudio del 2003, realizado en Dinamarca y publicado en la revista JAMA, se encontró que personas que usan 20 horas o más a la semana este aparato tienen mayor incidencia de túnel del carpo y tendinitis de muñeca. En nuestra experiencia particular hemos visto casos severos de tendinitis del pulgar asociado a personas que usan de manera muy frecuente el mouse.

¿Pero qué es el Síndrome del Túnel del Carpo?

Es una enfermedad causada por la compresión de un nervio, el nervio mediano, a nivel de la muñeca. Es el pinzamiento nervioso más frecuente del ser humano. El túnel del carpo es un espacio anatómico ubicado en la cara anterior de la muñeca, conformado por los huesos del carpo y el ligamento transverso del carpo. Por el transcurren el nervio antes mencionado acompañado de nueve tendones flexores.

¿Cuál es la edad de aparición más frecuente de esta enfermedad?

El 80 % de los pacientes tienen 40 años o más, al momento de la aparición. La aparición es dos veces más frecuente en mujeres que en hombres.

¿Cómo se diagnostica?

La característica más importante es el dolor en la muñeca y adormecimiento (parestesia) del área inervada por el nervio mediano. El médico realiza pruebas al examen físico percutiendo el nervio (signo de Tunel) y flexionando la muñeca por 60 segundos para producir dolor (prueba de Phalen). Un estudio especializado de conducción nerviosa, llamado electromiografía, muestra alteraciones por compresión del nervio mediano. Sin embargo hasta un 10% de los pacientes afectados pueden tener electromiografías normales.

¿Qué enfermedades se pueden confundir con el Síndrome del Túnel del Carpo?

Las hernias discales cervicales, o la compresión del nervio mediano a nivel del codo o el antebrazo, pueden simular el Síndrome del Túnel del Carpo

¿Cómo se trata el Síndrome del Túnel del Carpo?

Si la persona es joven y los síntomas leves y de poco tiempo de duración, se pueden indicar analgésicos, infiltración e inmovilización con férula. Si los síntomas son severos está indicada la liberación quirúrgica, que consiste en la sección del ligamento transverso. Existen diversas técnicas, hoy en día se insiste en realizar incisiones cada vez más pequeñas. En el postoperatorio se coloca una férula o inmovilizador de muñeca por dos semanas.

¿Cuánto tiempo después puedo trabajar?

Usualmente los puntos de sutura se retiran a los 10 a 14 días, así como la férula. Se inician progresivamente las actividades diarias.

TENOSINOVITIS DE DE QUERVAIN.

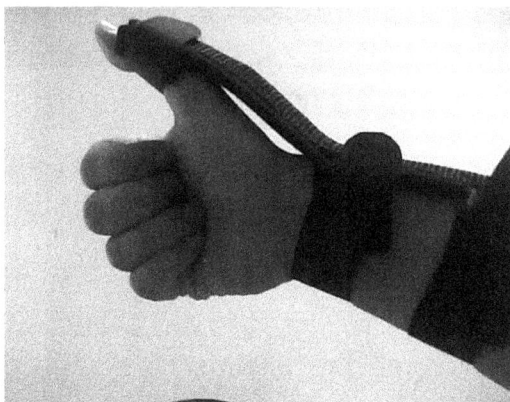

¿Qué es la Tenosinovitis de De Quervain?

La Tenosinovitis de De Quervain es una enfermedad que consiste en la inflamación crónica de la vaina de los tendones que se encuentran en la tabaquera anatómica de la muñeca: Extensor largo y corto del pulgar y abductor del pulgar. Generalmente está causada por uso excesivo del pulgar que condiciona una falta de lubricación de la vaina, que aumenta el roce con el tendón y produce la inflamación.

¿De dónde viene este nombre?

El nombre viene de un cirujano suizo que la describió: el Barón de De Quervain(1868-1940), quien lo describió por primera vez. También es llamado Síndrome de la tabaquera anatómica.

¿Cómo ocurre?

La tenosinovitis de De Quervain se produce generalmente cuando uno usa demasiado su pulgar o muñeca, en particular en actividades donde el pulgar se mueve hacia afuera de la muñeca, como por ejemplo cuando uno martilla clavos, y ahora es muy frecuente verlo en pacientes que trabajan mucho tiempo con el mouse o ratón del computador. También es muy frecuente en las mujeres con niños recién nacidos, sobre todo en el período de lactancia, y se debe a cambios propios del puerperio y al peso que soportan en las manos al cargar al bebe.

¿Cuáles son los síntomas?

Los síntomas pueden ser los siguientes:
- Dolor cuando se mueve el pulgar o la muñeca
- Dolor cuando se aprietan los puños
- Inflamación y sensibilidad en la muñeca, del lado del pulgar
- Sentir u oír el sonido del tendón cuando se desplaza por su funda.

¿Cómo se diagnostica?

El médico lo examina, puede solicitar una radiografía de la muñeca, pero la prueba diagnóstica más precisa es la prueba de Finkelstein, que consiste en aprisionar el pulgar por los otros cuatro dedos de la mano y se le pide al paciente que flexione la mano en sentido cubital.

¿Cómo se trata?

El tratamiento inicial de la tenosinovitis de De Quervain es con una férula que le cubre la muñeca y el dedo pulgar llamada férula de De Quervain. Se evitan los movimientos que causen dolor y se indica un analgésico como ibuprofeno o diclofenac sódico. También se indica frío local.

Si el dolor persiste se puede realizar una infiltración con esteroides, y en los casos rebeldes es necesaria la cirugía. Con una infiltración mejora el 60 % de los casos, y con 3 infiltraciones mejora hasta el 90 % de los casos. El otro 10% puede requerir cirugía.

¿Cuánto puede durar la crisis dolorosa?

La duración de la recuperación depende de muchos factores, como su edad, salud y si ha tenido una lesión anteriormente. El tiempo de recuperación depende también de la severidad de la lesión. Una lesión leve puede tardar unas pocas semanas en recuperarse, mientras que una severa puede tardar 6 semanas o más.

¿Cómo puedo evitar la tenosinovitis de De Quervain?

Trate de no hacer actividades que usen demasiado el pulgar o la muñeca para prevenir la tenosinovitis de De Quervain. Si usa un Mouse o ratón, trate de emplear uno anatómico y de usar mousepad con apoya-muñecas.

¿SE PUEDEN PREVENIR LAS FRACTURAS DE MUÑECA?

¿Qué es la fractura de muñeca o fractura de Colles?

Es el tipo más frecuente de fractura del tercio distal del radio. Su nombre se debe a un Médico Irlandés, llamado Abraham Colles, quien la describió en 1814. Sin embargo 41 años antes había sido descrita por el francés Poutteau, de manera que algunos autores la llaman fractura de Colles- Poutteau.Llama la atención la manera tan precisa que estos médicos describían la fractura del carpo casi un siglo antes del descubrimiento de los rayos X.

¿Cómo se produce la fractura de muñeca?

Al caernos tenemos el instinto de colocar la mano extendida sobre el piso para protegernos. Si el traumatismo es muy grande, o si el hueso es débil, como en el caso de la osteoporosis, la capacidad del hueso de resistir la carga no es suficiente y se fractura. Se produce en la muñeca un dolor intenso, inflamación y la clásica deformación descrita por Colles como en dorso de tenedor.

¿Son muy frecuentes estas fracturas de muñeca?

Si, la estadística internacional habla de 469 fracturas por cada 100.000 habitantes por año, de manera que en Venezuela ocurren alrededor de 100.000 fracturas de muñeca cada año.

¿Qué significado tiene esta fractura en un anciano?

Muy poca gente le gustaría que le dijeran: que bueno señora, que tiene una fractura de muñeca y no una fractura de cadera, pero algunas veces es así. La fractura de muñeca puede ser un signo precoz de osteoporosis, sobre todo cuando la caída no es de gran magnitud. De manera que puede tratarse oportunamente la osteoporosis, y de esta manera evitar que en un futuro ocurran fractura de mucho mayor gravedad, como la fractura de cadera.

¿Cómo se trata la fractura de muñeca?

Depende de la severidad: en los casos leves, en fracturas no desplazadas, requiere uso de yeso hasta el brazo por 3 semanas, seguido por una inmovilización hasta el codo por 3 semanas más. En lo casos severos es necesaria la fijación interna con placas y tornillo, o el uso de un fijador externo.

En todos los casos es necesario la rehabilitación postoperatoria, para prevenir la rigidez y llamada enfermedad del yeso.

¿Qué es la "enfermedad del yeso"?

Es una enfermedad producida por el traumatismo en una extremidad, seguido por la inmovilización prolongada. La causa precisa de por qué unas personas la desarrollan y otras no lo hacen, no está clara.

Muchos nombres se le han dado a esta enfermedad: Distrofia Simpática Refleja, Causalgia, Atrofia de Suddeck, pero desde 1994 la Asociación Internacional para el Estudio del Dolor la conoce como el Síndrome Doloroso Regional Complejo. La enfermedad se caracteriza por dolor, edema y rigidez posterior al traumatismo, y se ha determinado que la rehabilitación precoz disminuye los síntomas.

¿Cuál es el pronóstico de la fractura de muñeca?

Es bueno si se logra reconstruir adecuadamente la muñeca y practica una rehabilitación adecuada.

¿Qué debo hacer para prevenir una fractura de muñeca?

Si usted practica deportes de contacto es importante que use implementos para prevenir las fracturas, por ejemplo, en el caso de los patines en línea se debe usar las férulas de muñeca antifracturantes.

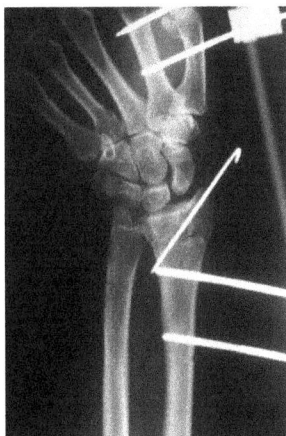

Si se trata de un paciente anciano es importante que acuda al médico para tratar la osteoporosis. El tratamiento de la osteoporosis puede prevenir hasta en un 70% la aparición de fracturas.

EPICONDILITIS O CODO DEL TENISTA.

¿Qué es la Epicondilitis o Codo del Tenista?

La epicondilitis o codo del tenista es una lesión por esfuerzo repetitivo, en la que se inflaman los músculos del antebrazo en su inserción en el codo.

¿Cuál es la causa de la Epicondilitis o Codo del Tenista?

El uso repetido de la mano en actividades como pintar, martillar, atornillar, levantar objetos pesados y pintar con brocha o rodillo.

En el tenis se produce cuando el jugador realiza el golpe de revés de manera incorrecta, usa una raqueta demasiado corta o con encordado demasiado tenso. También por usar pelotas mojadas o demasiado pesadas.

¿Qué síntomas causa?

Produce dolor en el codo, que aparece cuando el paciente realiza movimientos. El dolor puede ser continuo en los casos graves.

¿Cómo se diagnostica?

El traumatólogo debe realizar una historia clínica, luego en el examen físico palpa la zona dolorosa y realiza movimientos del antebrazo, y puede realizar una radiografía para descartar otros diagnósticos como fractura.

¿Cómo se trata la Epicondilitis o codo del tenista?

Depende de la edad y la severidad, se pueden emplear solo antinflamatorios no esteroideos , hielo local, usar una férula para epicondilitis, y también una férula en la muñeca que limite la extensión de la mano. El uso de infiltraciones en la epicondilitis es un tema de controversia entre traumatólogos, los trabajos que existen no son concluyentes sobre su efectividad a largo plazo, sin embargo son de gran auxilio en casos agudos.

Cómo última medida tenemos se emplea la cirugía, para casos resistentes a todo lo anterior.

¿Son peligrosas las infiltraciones?

No, el médico toma medidas de antisepsia para prevenir infección del área a infiltrar, y le interroga sobre posibles alergias a los componentes a colocar.

Generalmente se infiltra con una mezcla de un anestésico (Xilocaína) y un esteroide (acetonido de triamcinolona) en dosis bajas.Son pocos los efectos secundarios.

¿Existen otras opciones además de la cirugía?

Si, se están empleando recientemente ondas de choque, parecidas a las empleadas para disolver cálculos renales, en el tratamiento de la epicondilitis. Sin embargo su costo es elevado, y hace falta más experiencia para determinar la duración de sus efectos.

¿Cómo se puede prevenir el codo del tenista?

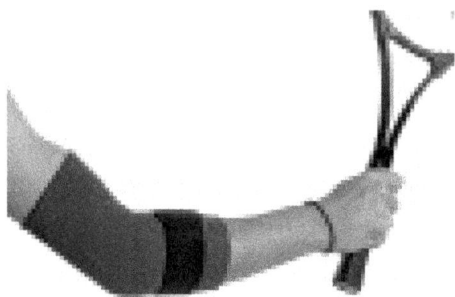

Para prevenir el codo del tenista:

- Si su trabajo es muy repetitivo, como atornillar, trate de usar herramientas eléctricas, y de descansar después de un periodo prolongado de actividad.

- Practique su deporte o actividad de forma adecuada. Utilice un mango adecuado para la raqueta.

- Haga ejercicios de precalentamiento antes de jugar al tenis o de hacer otras actividades con su codo o los músculos del brazo. Estire lentamente su codo y los músculos del brazo antes y después de hacer ejercicio.

- Colóquese frio local en el codo después de hacer ejercicio o trabajar intensamente.

- Cuando realice actividades laborales, use la postura correcta y coloque los brazos de manera que durante el trabajo el codo y los músculos del brazo no se usen excesivamente.

En algunas ocasiones el dolor reaparece al volver al trabajo, y ha sido necesario que el paciente cambie de ocupación.

EL MANGUITO ROTADOR DEL HOMBRO.

¿Qué es el manguito rotador?

El manguito rotador es un grupo de tendones aplanados que rodean la articulación del hombro. Estos tendones se originan de cuatro músculos que se insertan en la escápula, que son el supraespinoso, infraespinoso, el redondo y subescapular. La función de estos músculos es, como su nombre lo indica, rotar el brazo sobre el hombro. Sin embargo, muchas veces al hablar del manguito rotador nos referimos específicamente al tendón del músculo supraespinoso, que es el que más frecuentemente se ve involucrado en problemas dolorosos.

¿Por qué el manguito rotador ocasiona tantos problemas?

El tendón superior del manguito rotador es el supraespinoso, que pasa por debajo de un hueso llamado el acromion, por un espacio llamado espacio subacromial. Este espacio en algunas personas es muy pequeño, y se hace más pequeño cuando la persona levanta el brazo, de manera que el acromion presiona al supraespinoso y la bursa ocasionándoles inflamación. Cuando la inflamación es crónica se forma el cuadro llamado pinzamiento subacromial.

¿Por qué algunas personas desarrollan problemas del manguito y otras no?

Las personas que realizan actividades repetitivas por encima del hombro, y las personas con acromion grueso y ganchoso, tienen predisposición a sufrir de pinzamiento subacromial. La edad también tiene importancia, esta es una enfermedad degenerativa, y se encuentra generalmente después de los 40 años de edad. También se ha visto mayor predisposición a sufrir del manguito rotador a los obesos.

¿Por qué la forma del acromion influye en la predisposición a sufrir del manguito rotador?

El acromion es un hueso que está por encima del manguito rotador. Si el acromion tiene un espolón o gancho, puede ocasionar rasguños al manguito, y finalmente lesionarlo. Esta variedad de acromion prominente la llamamos los traumatólogos tipo III. Las personas con acromion tipo III tienen mayor predisposición a sufrir del manguito rotador.

¿Qué síntomas tiene la persona con problemas del manguito rotador?

El síntoma principal es el dolor, que el paciente siente con más intensidad en las noches.

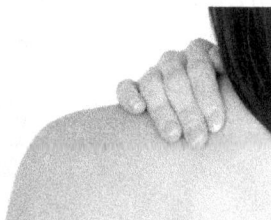

Algunas veces el dolor interrumpe el sueño. En casos severos hay pérdida de la fuerza del brazo.

¿Cuál es el tratamiento de las lesiones del manguito rotador?

El tratamiento depende de la severidad de la lesión. En los casos leves solamente está indicado el uso de antinflamatorios no esteroideos, reposo y hielo local. Es importante insistir en mejorar la postura en el trabajo o en el deporte. Como segunda línea de tratamiento tenemos el empleo de las infiltraciones del hombro. En los casos severos es necesaria la cirugía, que generalmente se hace hoy en día mediante artroscopia.

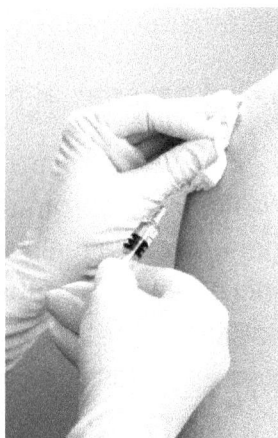

¿Qué es la bursitis subacromial?

La bursa subacromial es un tejido que sirve como almohadilla o amortiguador, y que disminuye el roce entre el acromion y el supraespinoso. En el paciente con problemas del manguito hay una inflamación e hipertrofia de la bursa, llamado bursitis. La bursitis subacromial es un componente de la enfermedad. En la artroscopia el traumatólogo realiza un procedimiento llamado bursectomía, en el cual reseca la bursa inflamada.

¿Son peligrosas las infiltraciones en el hombro?

No, si están bien indicadas. Hay que tratar de infiltrar sólo la bursa, y no penetrar el supraespinoso, porque se puede lesionar. No hay que hacer más de 3 infiltraciones en el plazo de un año, porque el supraespinoso puede degenerar y romperse.

¿Qué hacer si el dolor persiste?

Si a pesar del tratamiento persiste el dolor, se puede realizar la acromioplastia. En este procedimiento, generalmente realizado por artroscopia, tiene por objetivo incrementar el espacio por el que pasa el manguito rotador, y se reseca la bursa. Se pueden reparar pequeñas lesiones del manguito rotador.

¿Cómo es el postoperatorio?

Si sólo se hace la acromioplastia y la bursectomía, el paciente se puede ir de la clínica el mismo día, o el día siguiente, si hay dolor. Se inmoviliza con un cabestrillo simple, y se inicia la terapia física.

¿Qué hacer si el desgarro del manguito rotador es muy grande?

Si el desgarro es masivo, es necesario fijar el manguito al húmero mediante anclajes o sutura especial. Esta operación generalmente amerita una mini-incisión en la piel de aproximadamente 5 centímetros, además de los portales del artroscopio, que son menores de un centímetro.

¿Es bueno el resultados de estas cirugías?

Como en todo, el resultado final depende de la severidad de la lesión inicial. En la acromioplastia simple el resultado es generalmente de bueno a excelente.En la reparación del manguito rotador el resultado es variable, depende de la severidad de la ruptura y de la retracción de los bordes.

¿Qué complicaciones puede tener la cirugía?

Como en toda cirugía está presente siempre el riesgo de la infección, que el médico disminuye empleando antibióticos profilácticos antes de la cirugía y cuidando la antisepsia. En un 10% de los casos el manguito puede volver a romperse, sobre todo si la lesión es severa. Sin embargo, aun cuando se rompa de nuevo el manguito, el dolor cede, sobre todo si se ha hecho una descompresión subacromial suficiente. Es importante detectar que el dolor provenga del manguito rotador y no de una estructura vecina llamada la articulación acromioclavicular. En este caso hay que hacer la operación en esta articulación, o persistirá el dolor.

DOLOR DE CUELLO O CERVICALGIA.

El dolor del cuello es uno de los problemas que más frecuentemente encuentra el traumatólogo. Se calcula que una de cada 10 personas va a tener dolor de cuello a lo largo de su vida, con mayor o menor severidad. La cervical es el segmento más móvil de la columna vertebral: se calcula que movemos el cuello unas 600 veces por hora. Está compuesta por siete vertebras, unidas entre sí por discos vertebrales y sostenidas por músculos y ligamentos. De la columna cervical salen nervios que dan sensibilidad y motricidad a los brazos. A través de la columna cervical pasa la médula espinal, que es la conexión entre el cuerpo y el encéfalo. En las lesiones severas de la médula espinal, como la que tuvo el actor de Superman, Christopher Reeve, se pierde la movilidad de brazos y piernas; es un problema conocido como cuadriplejia.

¿Por qué al dolor de cuello se le llama Cervicalgia?

Cervicalgia es un término médico derivado del latín, y quiere decir dolor de cuello. No especifica cuál es la causa precisa del dolor.cuándo hablamos de cervicobraquialgia, nos referimos al dolor cervical irradiado a uno o a los dos brazos.

¿Qué causa la Cervicalgia?

Son múltiples las causas de la Cervicalgia, la más frecuente son los dolores originados en los músculos y ligamentos del cuello, por exceso de trabajo, stress, traumatismos o por malas posturas en el trabajo. Los discos cervicales también pueden causar dolor, ellos son estructuras situadas entre las vertebras y que le permiten la gran movilidad que tiene el cuello. Pero los discos pueden enfermarse. En las hernias discales la capa externa del disco protruye hacia una de las raíces nerviosas y causa la radiculopatía cervical, ese molesto dolor del cuello irradiado a los brazos.

Las articulaciones entre las vértebras pueden ser causa de dolor cervical, en la vejez degeneran y producen la llamada cervicartrosis, es decir, artrosis en las articulaciones de la columna cervical.

El dolor cervical puede originarse de órganos vecinos, por ejemplo se han dado casos de infarto al miocardio que comienzan con dolor en el cuello.

¿Cómo determina el médico la causa de la Cervicalgia?

Debe realizar el interrogatorio, examen físico y estudios complementarios. El médico debe interrogar sobre el trabajo del paciente, es muy frecuente ver estos dolores en personal de oficina que pasa muchas horas sentado en el computador con la pantalla en mala posición.

Recientemente vi un paciente que trabajaba instalando aparatos de aires acondicionados, la posición de su cuello era todo el día en extensión, mirando al techo, y esto estaba produciendo el dolor. Hay que descartar un antecedente de traumatismos, que puede condicionar el dolor cervical. Si el paciente ha tenido fiebre y dolor de cabeza, es necesario descartar meningitis. Las radiografías del cuello son muy útiles para el estudio de la Cervicalgia, así como la Resonancia Magnética Nuclear, que puede ayudarnos a descartar una hernia del disco cervical.

¿Qué es una hernia del disco cervical?

Es la protrusión de un disco cervical, que generalmente comprime una raíz nerviosa y ocasiona dolor en el cuello irradiado a uno o a los dos brazos o cervicobraquialgia. La mayoría de las veces se trata del disco entre la quinta y la sexta vertebra cervical, o disco C5-C6, seguido por el disco C6-C7, ya que son los discos con más movilidad.

¿Qué es la Artrosis Cervical o Cervicartrosis?

Es la degeneración del cartílago en las articulaciones del cuello. Ocurre generalmente en la tercera edad, y ocasiona dolor, rigidez y crepitación en la columna cervical. En la radiografía se pueden apreciar los osteofitos propios de esa enfermedad.

¿Cómo trata el médico el dolor cervical?

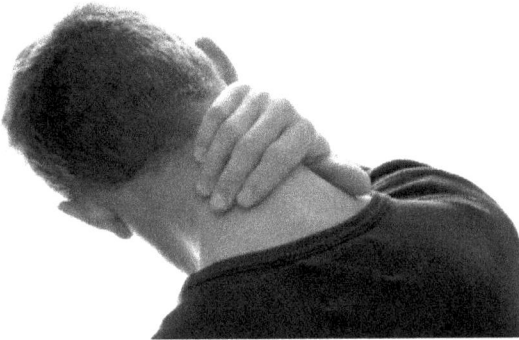

Se trata con analgésicos, antiinflamatorios y relajantes musculares, tales como acetaminofen, ibuprofeno y tiocolchicósido. En la cervicartrosis puede ser beneficioso el uso de la glucosamina con condroitinsulfato.

El collarín es útil, pero es un arma de doble filo, no debe dejarse por tiempo muy prolongado porque atrofia los músculos y empeora el dolor. Se puede acompañar con el uso de una almohada cervical por las noches.

Cuando ha pasado el cuadro agudo se inicia la rehabilitación para mejorar la fuerza de los músculos cervicales, que son un importante soporte de la columna cervical. En algunos casos está indicado el empleo de la tracción cervical.

Un pequeño número de pacientes, en los cuales el dolor es resistente a todo tipo de tratamiento, requiere de cirugía.

¿Qué debo hacer para evitar el dolor cervical?

- Es muy importante la buena postura en el trabajo, ajuste su silla y la pantalla del computador de manera que no tenga flexionado o extendido el cuello al sentarse.
- Evite sostener el teléfono entre el hombro y su cabeza por tiempo prolongado.
- Controle el stress en el trabajo y en su vida diaria.
- Realice ejercicio físico, pero si ya tiene un problema cervical, evite el ejercicio de alto impacto.
- Si amanece con dolor de cuello, revise la almohada con la que duerme, puede ser muy grande o rígida.
- Si el dolor persiste acuda al médico.

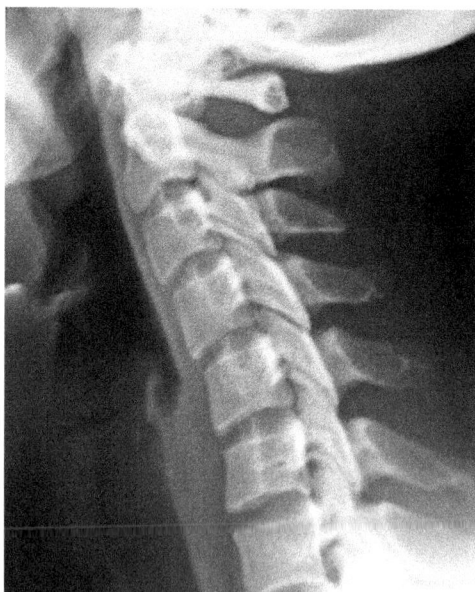

¿QUE ES EL LATIGAZO CERVICAL?

Los traumatismos en el cuello son uno de los motivos de consulta que más frecuentemente atiende el traumatólogo en la emergencia. El llamado Latigazo Cervical es una condición que le ocurre a alrededor de 20.000 venezolanos al año, y tiene gran importancia como problema de salud. Su frecuencia se ve en aumento por la gran cantidad de vehículos que circulan hoy en día en nuestras calles.

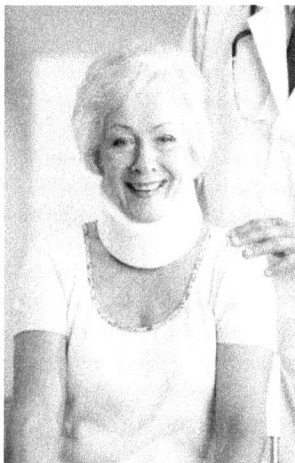

¿Qué es el latigazo cervical?

Es una lesión ocurrida por la aceleración y desaceleración brusca de la cabeza y el cuello, producto, generalmente, de un accidente de tránsito con un golpe por detrás, o un choque frontal. La cabeza del ser humano pesa entre 4 y 6 kilos, al ser chocado su carro por la maleta, ella va rápidamente hacia atrás, y luego por rebote hacia adelante, provocando daño a los músculos y ligamentos del cuello, y en casos severos a las vértebras y la médula espinal.

¿Qué síntomas da el latigazo cervical?

- Dolor y rigidez en el cuello, hombros y espalda.
  Mareos
- Dolor o adormecimiento en los brazos o manos.
- Zumbido en los oídos.
- Visión borrosa.
- Problemas de concentración o de memoria.
- Irritabilidad.
- Insomnio.
- Cansancio.

¿Es importante el reposacabezas en la prevención del Latigazo?

Si, el reposacabezas disminuye la severidad de la lesión producida por el accidente. Sin embargo es necesario su empleo adecuado, un estudio elaborado por el Instituto de Seguridad Vial de la Fundación MAPFRE de España, revela que entre el 40 y el 60 por ciento de las lesiones cervicales resultantes de accidentes de tráfico se deben al "mal empleo del reposacabezas". Y no todos los vehículos son iguales, las pruebas reportan que los autos suecos SAAB y Volvo, que tienen reposacabezas dinámicos, son más eficientes para prevenir lesiones por latigazo.

¿Cómo debe estar colocado el reposacabezas?

El reposacabezas de su vehículo debe estar lo más cerca posible de su cabeza, y para esto el respaldar de su asiento tiene que estar casi vertical. El centro del reposacabezas debe coincidir con el centro de su cabeza, es decir, aproximadamente a la altura de sus orejas. Un reposacabezas demasiado bajo no lo protege contra el latigazo cervical, y puede inclusive ser peligroso.

¿Cómo se trata el latigazo cervical?

Depende de la severidad del caso. En los casos leves sólo se indican analgésicos y reposo. En los moderados es necesario inmovilizar con collarín, e indicar analgésicos y relajantes musculares. El médico puede referirlo a rehabilitación como parte del tratamiento del latigazo.

¿Cuánto tiempo tarda en curar el latigazo cervical?

También depende de la severidad del caso: Una lesión muscular o ligamentaria podrá recuperarse en semanas o pocos meses, pero la lesión de los discos, las articulaciones interapofisarias, las cápsulas articulares, etc. seguramente causarán dolor e incapacidad crónicos. Uno de cada 6 pacientes sufrirá dolor después de 6 meses de ocurrida la lesión.

DOLOR DE ESPALDA O LUMBAGO.

¿Qué es el lumbago?.

Hablamos de lumbago o lumbalgia cuando nos referimos al dolor en la zona lumbar, es decir, la región de la espalda situada entre las últimas costillas y la zona glútea. El dolor es causado por la alteración de estructuras en ese nivel de la columna vertebral, tales como músculos, vértebras, discos, ligamentos o raíces nerviosas.

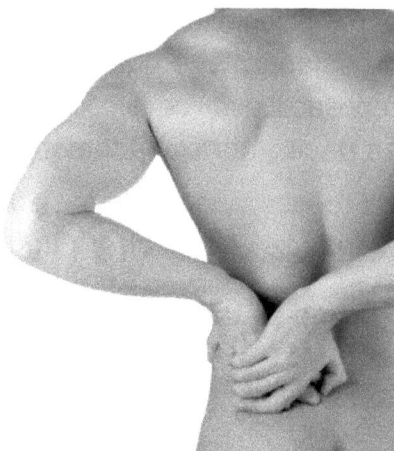

¿Es muy frecuente el lumbago?.

Si, se calcula que el 80% de las personas lo padece en algún momento de sus vidas. Es sin lugar a dudas el trastorno músculo esquelético más común en el mundo. El National Center for Health Statistics considera que los trastornos de la espalda y la columna son la causa más frecuente de limitación de actividad física en personas menores de 45 años. Es la segunda enfermedad que ocasiona más ausentismo laboral después del resfriado común.

¿Quiénes tienen mayor predisposición a sufrir de lumbago?

Pacientes obesos y sedentarios, y en el otro extremo trabajadores que levantan frecuentemente objetos muy pesados. Se ha encontrado cierta relación entre estatura superior a 1,81 metros y dolor lumbar. También existe una fuerte correlación entre tabaquismo y dolor lumbar en pacientes menores de 45 años. Hay que recalcar la importancia de una buena musculatura abdominal y lumbar para prevenir dolores de espalda.

¿Cuál es la causa más frecuente de lumbalgia?

Sin lugar a dudas, el lumbago mecánico. Es el dolor de espalda que ocurre después de una actividad física exagerada, y generalmente se debe a una alteración en los músculos y ligamentos de la región lumbar. Mejora con reposo y tratamiento analgésico.

¿Qué otras enfermedades pueden ocasionar dolor lumbar?

Un amplio rango de enfermedades puede ocasionar dolor lumbar, en ocasiones el dolor no se origina en esa zona sino que se trata de dolor referido de otros órganos. Enfermedades renales, gastrointestinales, ginecológicas y vasculares pueden ocasionar dolor referido a la región lumbar.

¿Qué signos y síntomas de la dorsalgia baja pueden tener una causa grave?

La mayoría de las causas de dorsalgia baja son de origen mecánico y por lo general se resuelven en un plazo de dos días a 2 meses. Sin embargo hay síntomas que nos hacen pensar que la causa puede ser más grave.

Estos síntomas son:

- Dolor que no cede con los cambios de posición y que no mejora con el reposo.
- Fiebre, escalofríos y pérdida de peso.
- Dolor y rigidez mayor de 30 minutos que empeora por la mañana en pacientes menores de 40 años (espondiloartropatía.)
- Resultados anormales del examen neurológico: déficit sensorial o motor, disfunción vesical, anestesia en silla de montar.
- Dolor que dura más de dos meses.

¿Qué es un disco?

Es un sistema hidráulico que conserva separadas las vértebras. Amortigua las cargas de la columna y permite que las vértebras se muevan. El disco está constituido por dos partes: una capa externa denominada anillo, y una porción central llamada nucleo. La hernia de un disco es una causa común de dolor en la zona.

¿Todas las hernias discales se operan?

No, solo si no responden al tratamiento con analgésicos, rehabilitación e higiene postural.

¿Cuál son la causa más frecuente de dolor lumbar en pacientes mayores ?

En pacientes ancianos la causa más frecuentes de dolor lumbar son artrosis de la columna y fracturas de los cuerpos vertebrales causadas por osteoporosis.

¿Está indicado el uso de corsé en el tratamiento del lumbago?

Si. En el lumbago mecánico es útil para mejorar la postura y relajar la musculatura lumbar. Sin embargo el uso prolongado de corsé ocasiona atrofia de los músculos abdominales y lumbares por lo que debe emplearse con cuidado.

¿Qué es la resonancia magnética nuclear?

Es un método sin radiaciones que permite obtener imágenes del organismo en cualquier plano o eje. Es un método caro, se emplea sólo si el diagnóstico no está claro o cuando los resultados del estudio son necesarios para la atención del paciente. Este procedimiento está contraindicado si usted tiene un dispositivo como marcapaso, clip aneurismático o implantes cocleares.

Si usted tiene una prótesis de rodilla o cadera el procedimiento se puede realizar, pero las zonas anatómicas cercanas a su articulación pueden sufrir distorsión.

¿Es el ejercicio importante en el tratamiento del lumbago?

Si, mantener un peso adecuado y el ejercicio son importantes factores en el tratamiento del lumbago. Las personas con mejor condición física tienen menos episodios de dolor lumbar. Estos ejercicios deben ser indicados por su médico y supervisados por personal especializado.

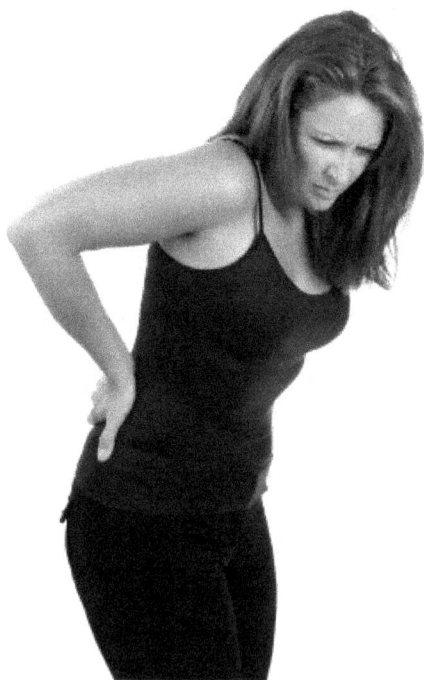

La postura también es muy importante.

Aquí hay algunas recomendaciones para evitar dolores de espalda.

1. Nunca se doble por la cintura para cargar pesos, flexione las caderas y las rodillas.

2. Nunca levante un objeto pesado más alto que la cintura.

3. Evite acarrear pesos no equilibrados; acerque los objetos pesados al cuerpo.

4. Lleve zapatos de tacones moderados, siempre a la misma altura.

5. Fortalezca los músculos abdominales y lumbares. Cuando permanezca de pie cambie la postura frecuentemente.

6. Utilice al sentarse un reposapiés , lo principal es tener las rodillas más altas que las caderas.

7. Controle su peso.

8. No fume.

9. Consuma alimentos ricos en calcio

10. Si es mujer mayor de 50 años, debe realizarse densitometría ósea para descartar osteoporosis.

HERNIAS DISCALES: NO SIEMPRE ES NECESARIO OPERAR.

Las columna vertebral está formada por 24 vertebras que están separadas entre sí por discos intervertebrales. Estos discos son amortiguadores que tenemos en la espalda y que permiten la gran movilidad que ésta tiene. Sin embargo, cuando estos discos se enferman producen cuadros muy dolorosos que incapacitan al paciente. Dentro de estas enfermedades del disco destaca la llamada hernia discal.

¿Cómo está formado el disco intervertebral?

El disco intervertebral está formado por el núcleo pulposo, un material semejante a la mantequilla, y una cubierta que lo envuelve llamada anillo fibroso. Tiene la forma de un disco como el usado en el atletismo, de ahí su nombre.

¿Qué es una hernia discal?

Una hernia discal se produce cuando la cubierta o anillo fibroso tiene un defecto por el cual sale el contenido o núcleo pulposo. Se parece a la protrusión que vemos a veces en los cauchos de los vehículos.

¿Cuáles son las causas que producen la hernia discal?

Como en todas las enfermedades existen dos factores: la herencia y el medio ambiente. Existen familias completas en las cuales vemos la enfermedad. Los trabajos forzados como manipular pesos, choferes de camiones, y también las malas posturas pueden ocasionar la enfermedad.

¿Dónde aparece la hernia discal con más frecuencia?

La hernia discal aparece con más frecuencia en la región lumbar, luego en la región cervical y excepcionalmente en la columna dorsal.

¿Qué síntomas ocasiona la hernia discal?

Lo primero que hay que aclarar es que no todo dolor de espalda es una hernia discal, la mayoría de los casos se trata de un simple lumbago, que se quitará en cuestión de días o semanas. La hernia ocasiona dolor, pero sobre todo cuando irrita una raíz nerviosa. En este caso el dolor es irradiado a una pierna o un brazo, según sea una hernia lumbar o cervical.

También hay que resaltar que no todas las hernias duelen, se calcula que entre un 30 y 50% de las personas pueden tener hernias asintomáticas, que se descubren en forma casual.

¿Qué es la ciática?

La ciática es el dolor en la pierna producido por la compresión de la raíz nerviosa por la hernia discal.

¿Todas las hernias discales hay que operarlas?

No, primero se intentan medidas conservadoras, como analgésicos antiinflamatorios, rehabilitación, bajar de peso, mejorar la postura. Apenas un 5 a 10% de los pacientes requieren de cirugía en el tratamiento de su problema. Un reciente trabajo realizado en Estados Unidos y publicado en la prestigiosa revista JAMA reporta que:

"...los pacientes que se operan mejoran más rápidamente, sobre todo de la ciática, en unas semanas, pero al cabo de uno o dos años, su calidad de vida, su funcionalidad y las molestias que sufren son prácticamente equivalentes a las de los que rechazaron el bisturí y buscaron alivio en la actividad física y en los antiinflamatorios"

Sin embargo hay casos en que la severidad y la incapacidad producida por el dolor hacen que la cirugía sea la alternativa a elegir.

¿Qué puedo hacer para prevenir la aparición de una hernia discal?

Aunque la genética no se puede cambiar, hay algunas cosas que podemos hacer para prevenir hernias discales:

- No fume.
- Controle su peso.
- Realice ejercicio físico periódicamente.
- Cuidado al levantar objetos pesados.
- Cuide la postura corporal.

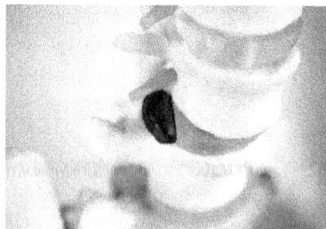

FRACTURA DE CADERA. LA EPIDEMIA DEL SIGLO XXI.

La fractura de cadera es uno de los problemas más graves que puede afectar al paciente anciano. En Venezuela se calcula que ocurren 10 fracturas de cadera diarias, con una mortalidad de 17% en los primeros cuatro meses. Se ha convertido en un problema de salud pública, tanto en el aspecto económico como en el aspecto social.

¿Qué es la fractura de cadera?

Se habla de fractura de cadera para referirse al extremo proximal del fémur, donde éste se une a la pelvis. Generalmente se trata de fracturas en el cuello del fémur en la región trocantérica.

¿Por qué es tan grave una fractura de cadera?

Por varias razones. Es una fractura que casi siempre requiere tratamiento quirúrgico, es decir, cirugía. Se trata usualmente de pacientes de la tercera edad, de los cuales un 80 % tiene problemas médicos asociados como diabetes o hipertensión. Esto hace que la cirugía tenga un riesgo adicional. Si el paciente no es operado, y permanece en cama, el riesgo es mucho mayor.

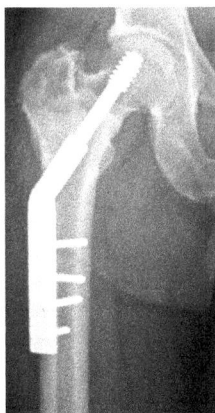

¿Por qué son tan frecuentes hoy en día estas fracturas?

Es una enfermedad de la tercera edad, y hoy en día la población mundial está envejeciendo. La esperanza media de vida en el planeta, se incrementó unos 20 años. Mientras en 1955 se calculaba que el tiempo promedio de vida de las personas era de 46.5 años, para el 2002, la cifra se elevó a 65.2 años. Esto quiere decir que hay más ancianos, y por lo tanto, más fracturas de cadera.

¿Cómo se trata la fractura de cadera?

Depende de la ubicación de la fractura. Las fracturas del cuello del fémur generalmente se tratan con el reemplazo de la articulación con una prótesis. Las fracturas trocantéricas generalmente se tratan con placas y tornillos. Estos tratamientos pueden variar dependiendo de las condiciones generales del paciente.

¿Por qué es necesaria la cirugía después de una fractura de cadera?

Por dos razones: Primero porque es necesario movilizar al paciente lo más rápido posible, el permanecer en la cama está asociado a una mayor cantidad de riesgos tales como trombosis pulmonar, escaras e infecciones respiratorias. Además la cirugía previene problemas de deformidad o acortamiento del miembro que puede ocasionar dolor o cojera.

¿Por qué es más frecuente en mujeres que en hombres?

Las mujeres tienen 3 veces más probabilidades de sufrir una fractura de cadera que los hombres. Las razones son dos: Las mujeres, por sus características hormonales, sufren con más frecuencia de osteoporosis que los hombres. La otra razón es que las mujeres tienen un promedio de vida más largo, y esta enfermedad es propia de la tercera edad.

¿Quienes tienen más riesgo de sufrir fractura de cadera?

En las mujeres delgadas de raza blanca y de ojos claros la incidencia es 2 a 3 veces mayor que en las obesas de piel morena.después de los 50 años se duplica el riesgo por cada década que se viva. Se calcula que un 3% de todas las personas mayores de 80 años ha tenido una fractura de cadera. Antecedentes de osteoporosis y de historia familiar de fractura de cadera son también factores de riesgo.

¿Qué debo hacer para prevenir una fractura de cadera?

Lo más importante es prevenir y tratar la osteoporosis.hay que realizar un examen llamado densitometría ósea para detectarla.el tratamiento de la osteoporosis incluye suplementos de Calcio, vitamina D y medicamentos antiresortivos como el alendronato sódico.

¿QUE ES UNA PROTESIS DE CADERA?

El siglo XX nos trajo un gran número de avances médicos, en todas las áreas, pero tal vez la traumatología fue una de las más beneficiadas. Las dos guerras mundiales, con la gran cantidad de soldados y civiles lesionados, lograron que se desarrollaran tratamientos novedosos como el clavo endomedular de Küfcntscher para el tratamiento de las fracturas de fémur, y la fijación externa en el tratamiento de las fracturas abiertas. Pero uno de los avances más importantes se realizaría en los años 60 en Inglaterra. Allí un traumatólogo logró un avance tan importante que años después la reina de Inglaterra le conferiría el título de caballero: Sir John Charnley. Lo que Charnley logró fue la sustitución de caderas enfermas por piezas de metal y plástico, el llamado reemplazo articular.

¿Qué es una prótesis articular?

Una prótesis es una pieza artificial, diseñada con el objetivo de sustituir una articulación natural que está tan dañada, que no puede ser reparada. Es el equivalente a cuando usted tiene un diente tan cariado que no puede colocarse amalgama, entonces el odontólogo lo saca y coloca uno artificial. Charnley diseñó una prótesis para sustituir la articulación de la cadera que combinaba una pieza de metal con otra de un plástico, parecido al que se usa en los engranajes de los motores, todo esto unido al hueso mediante un cemento como el que usan los odontólogos para fijar los implantes. A pesar de que ya existían prótesis de cadera en esa época, duraban muy poco. La prótesis de Charnley fue la primera cuyo novedoso diseño permitió mejorar la calidad de vida del paciente por mucho tiempo. Empleó dos cosas que no se habían hecho antes:

• La fijación de la prótesis al hueso con cemento quirúrgico.

• El uso de materiales especiales que disminuían el roce entre las partes.

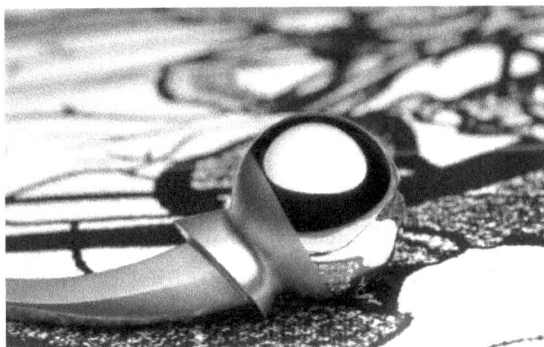

¿Sólo existen prótesis articulares para la cadera?

La primera prótesis en desarrollarse fue la de cadera, y luego la de rodilla, y estas dos siguen siendo las más empleadas en la actualidad. Sin embargo existen prótesis de codo, hombro, tobillo y articulaciones interfalángicas de los dedos, que no han alcanzado el éxito que tienen las dos primeras.

¿Qué tipo de enfermedades ameritan reemplazo total de cadera?

La causa más frecuente es la artrosis de cadera. Es importante que el médico realice un diagnóstico adecuado, ya que algunas enfermedades, como la bursitis de cadera y los problemas lumbares pueden confundirse con artrosis, y no requieren del mismo tratamiento.

¿Todas las prótesis de cadera se fijan con cemento?

No, hoy en día son muy comunes las prótesis de cadera no cementadas, que se fijan al hueso por un mecanismo semejante a la consolidación de un hueso después de una fractura.

¿Son mejores las prótesis de cadera no cementadas?

Tienen muchas ventajas sobre las prótesis cementadas, pero estas todavía se siguen usando. La decisión sobre cuál prótesis usar la debe tomar su médico en base a su edad, su estado físico y la condición en que están sus huesos

¿Qué exámenes me debo hacer antes de una artroplastia total de cadera?

Debe tener una evaluación preoperatoria completa que incluya exámenes de sangre, evaluación por un internista y evaluación odontológica. Esta última se realiza para descartar infecciones que puedan comprometer la intervención.

¿Qué exámenes me debo hacer antes de una artroplastia total de cadera?

Debe tener una evaluación preoperatoria complet que incluya exámenes de sangre, evaluación por un internista y evaluación odontológica. Esta última se realiza para descartar infecciones que puedan comprometer la intervención.

¿Qué es la trombosis venosa y que hará el médico para prevenirla?

Después de la operación usted tendrá aumentado el riesgo de formar coágulos en las venas de sus piernas, estos coágulos pueden viajar hasta los pulmones y causar serios problemas, para prevenir esto su médico le indicará los primeros días un tratamiento anticoagulante especial, generalmente mediante inyecciones subcutáneas. También le puede indicar el uso de medias especiales y ejercicios de flexión y extensión de los tobillos como si moviera un pedal.

¿Qué otras complicaciones puede tener la operación y que hará el médico para prevenirlas?

Infección. Es el problema más temido por el traumatólogo. La mejor manera de prevenirlo es, en primer lugar descartar la presencia de cualquier foco infeccioso antes de la intervención, sea infección urinaria, dental o cutánea. En segundo lugar el cirujano va a extremar las medidas de antisepsia durante el acto quirúrgico, y en la medida de lo posible disminuir el tiempo de la intervención.

Luxación. EL cirujano previene esta complicación con una adecuada técnica quirúrgica y manteniendo sus piernas separadas durante el postoperatorio inmediato con una almohada.

Fractura. De nuevo una adecuada técnica quirúrgica disminuye el riesgo de esta complicación.

¿Cuándo puede regresar a su casa?

Generalmente después de las 48 horas, según el tipo de cirugía y las complicaciones que se hayan presentado.

¿Qué cosas puedo hacer y qué cosas no puedo hacer después de un reemplazo total de cadera?

- No cruce las piernas por al menos 8 semanas, o hasta que el médico lo decida, dependiendo del resultado de la intervención.

- No se incline hacia adelante mientras está sentado.

- No rote sus pies excesivamente hacia afuera o hacia adentro.

- No use el dolor para decidir lo que puede y lo que no puede hacer.

- Use el elevador de pocetas para ir al baño

- Use sillas más altas que el promedio, de manera que sus caderas no queden muy flexionadas.

Lo importante en el postoperatorio es no someter la cadera a posiciones extremas, en especial de flexión y rotación interna, que puedan luxarla.

¿Cuánto puede durar una prótesis total de cadera?

La prótesis total de cadera es una pieza mecánica, y su duración de- pende del uso al cual se someta.A pesar de que se están desarrollando materiales cada vez más resistentes al desgaste, se puede decir que un tiempo promedio de vida de una prótesis es de alrededor de 30 años. De manera que en una persona menor de 50 años, uno trata de emplear cualquier tratamiento alternativo, ya que si se realiza un reemplazo articular, va a necesitar por lo menos un recambio a lo largo de su vida.

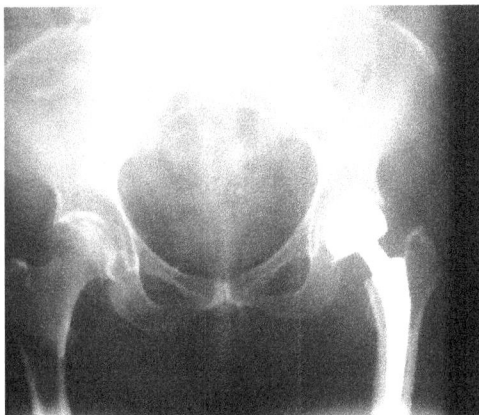

Sin embargo, los nuevos materiales empleados en la fabricación de prótesis puede cambiar el pronóstico: las nuevas prótesis metal-metal parece que pueden resistir mejor el desgaste. Sólo el tiempo lo dirá.

CONDROMALACIA ROTULIANA.

¿Qué es la Condromalacia Rotuliana?

Condromalacia es un término descrito inicialmente en 1928, para describir la degeneración del cartílago articular. Literalmente quiere decir reblandecimiento del cartílago de la rótula.

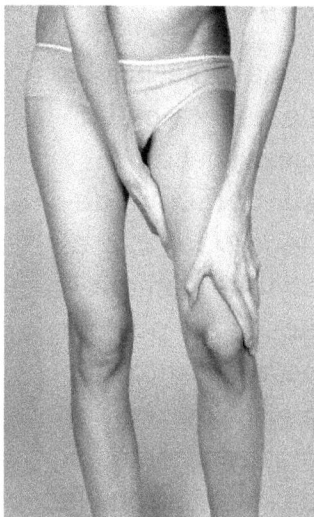

¿Cómo se produce la Condromalacia Rotuliana?

Es originada por una mala alineación de la rótula con el fémur, que origina un excesivo roce a nivel de la cara articular de la rótula, que produce desgaste de la misma.

¿Qué síntomas causa la Condromalacia Rotuliana?

Ocasiona dolor al subir y bajar escaleras y dolor al estar mucho tiempo sentado. Este síntoma lo llamaban los antiguos semiólogos el signo de la silla del teatro, el paciente refería dolor intenso después de asistir a una función prolongada.

Otro síntoma característico es la crepitación o sonido que produce la rodilla al flexionarla, el paciente le dice al médico que la rodilla le suena.

¿Quiénes padecen la Condromalacia Rotuliana?

Se presenta en los adolescentes o en los adultos jóvenes, con más frecuencia entre las mujeres, relacionada con mala alineación rotuliana. La rótula está mal alineada de manera semejante al caucho de un vehículo, lo que condiciona que se desgaste de un lado más que del otro. Es especialmente frecuente en jóvenes con genus valgo, es decir rodillas en X.

También la sufren los pacientes que han tenido fracturas o golpes en la rótula y las personas mayores con artrosis.

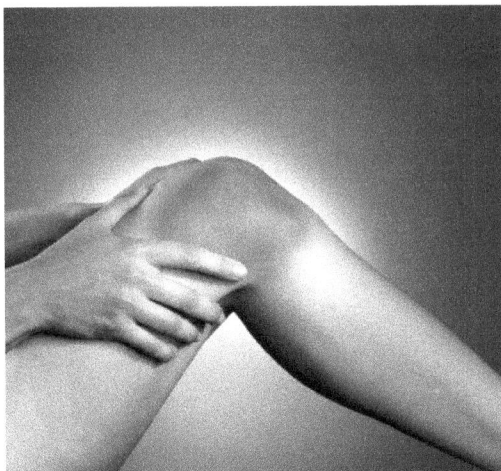

¿Cómo se diagnostica la Condromalacia Rotuliana?

El médico tiene que realizar el interrogatorio, examen físico buscando signos de condromalacia y luego puede pedir estudios como Tomografía computarizada y Resonancia Magnética para confirmar el diagnóstico.

¿Cómo se trata la Condromalacia Rotuliana.?

El tratamiento es piramidal, es decir, se comienza desde lo más sencillo hasta lo más complicado. Inicialmente el tratamiento incluye analgésicos, reposo, uso de férulas para alinear la rótula. Es muy importante la fisioterapia, para el fortalecimiento del músculo cuádriceps.

Cuando la terapia no funciona se realiza la cirugía, que va desde la liberación del retináculo lateral mediante artroscopia, hasta cirugías abiertas, dependiendo de la severidad del caso.

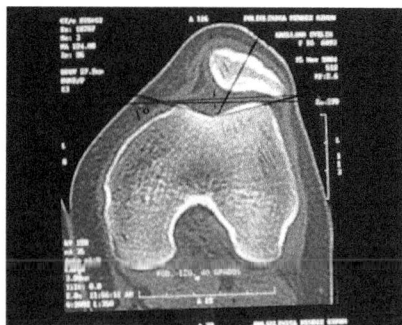

¿QUE ES UNA PLICA ROTULIANA?

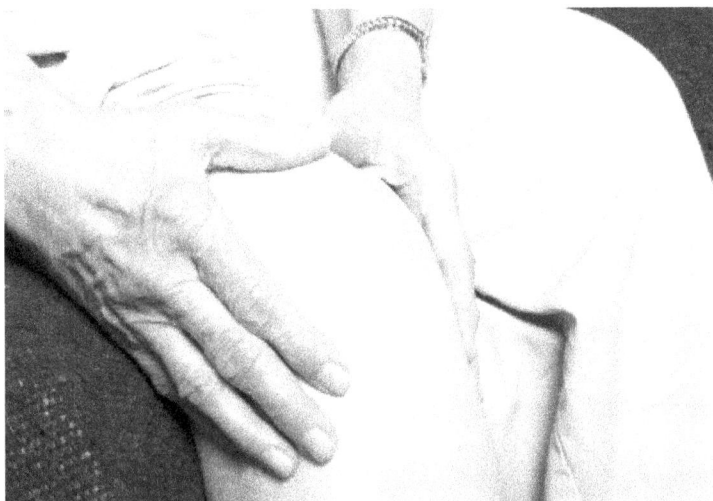

¿Qué es una plica de la rodilla?

Una plica es un pliegue que existe en la rodilla de los fetos, y que normalmente desaparece en el quinto mes de gestación, pero que en algunas personas persiste hasta la edad adulta y causa dolor. El nombre viene del latín *"plica "*, que quiere decir pliegue. Es un trastorno común, pero al cual se le dedica muy poca atención, inclusive entre los traumatólogos. En un conocido libro sobre rodilla, que tiene más de 2000 páginas, se le dedica sólo 4 al tema de la plica.

¿Cuántos tipos de plica existen en la rodilla?

Existe la plica superior, interna y lateral, dependiendo

de la ubicación de la misma en relación a la rótula. Se calcula que una de cada 3 personas puede tener una plica rotuliana.

¿Por qué escuchamos tan frecuentemente sobre este problema en la actualidad?

Aunque las plicas siempre han existido, hoy en día se diagnostican con más facilidad por dos razones: la aparición de la Resonancia Magnética Nuclear, que permite detectar estructuras en la rodilla que no se pueden ver en la radiografía, y el desarrollo de la artroscopia, que es un método terapéutico y de diagnóstico que permite detectar estructuras en la rodilla que no se pueden ver en la radiografía, y el desarrollo de la artroscopia, que es un método terapéutico y de diagnóstico que permite descubrir y tratar esta patología mediante incisiones mínimas en piel.

¿Qué síntomas da la plica de rodilla?

Las plicas en su mayoría son asintomáticas, pero cuando se irritan pueden causar dolor o molestia en la rodilla, así como bloqueo o crepitación de la misma. El dolor es producido por el movimiento, y se alivia con el reposo. Estos síntomas son muy semejantes a los de patología de meniscos. Al examinar al paciente el médico debe distinguir entre estas dos patologías, además diferenciar la plica de otro problema de rodilla frecuente llamado condromalacia.

¿Qué estudio debe realizar el médico para diagnosticar la plica?

En la radiografía no se puede ver la plica. El estudio que con más claridad se diagnostica es la Resonancia Magnética Nuclear.

¿Si las plicas son tan frecuentes, por qué en algunos casos comienzan a dar síntomas?

Algún desencadenante como un traumatismo fuerte en la rodilla puede hacer que se inflamen e irriten y dejen de ser una estructura fina y delgada, y se vuelvan gruesas.

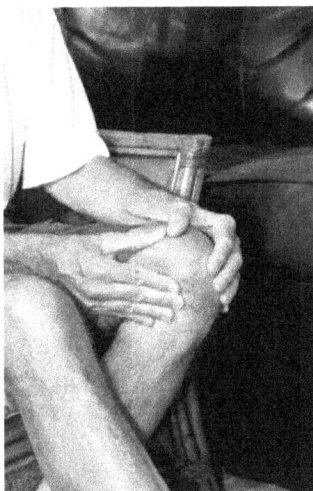

¿Cómo se tratan las plicas cuando dan síntomas?

Se indica reposo y analgésicos antiinflamatorios. Si los síntomas persisten, entonces es necesaria la resección de la plica mediante una cirugía mínimamente invasiva conocida como artroscopia. Con un instrumento diminuto se corta la plica.

Lo que hay que destacar en relación a las plicas, es que son muy frecuentes, que en la mayoría de los casos son inofensivas, y que sólo se tratan cuando causan síntomas.

¿QUE ES EL LIGAMENTO CRUZADO ANTERIOR DE LA RODILLA?

Este ligamento es una de las estructuras más importante de la rodilla, y se ve lesionado en traumatismos violentos, bien sea por accidentes de tránsito o por deportes de contacto. En nuestra ciudad estamos viendo muchas lesiones de este tipo por la epidemia de accidentes en los cuales están involucrados motorizados, quienes por la escasa protección que ofrecen sus vehículos son los más afectados, especialmente en sus extremidades inferiores.

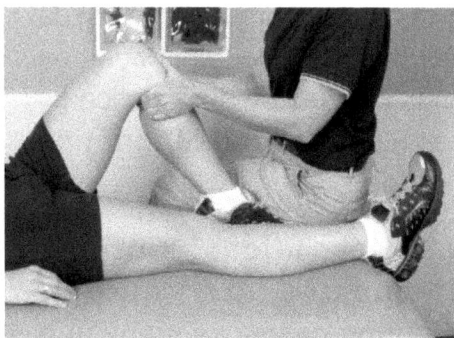

¿Qué es el ligamento cruzado anterior?

Un ligamento es una banda de tejido fibroso que une dos huesos en una articulación. El ligamento cruzado anterior es el más importante de los ligamentos de la rodilla, fue descrito por primera vez en el siglo II de nuestra era por el médico romano Claudius Galeno, quien lo llamó genus cruciata. Los romanos antiguos no tenían motos, pero seguramente las caídas de caballo y los traumatismos de guerra les causaban problemas.

¿Por qué se llama cruzado?

En el centro de la rodilla tenemos dos ligamentos: cruzado anterior y cruzado posterior. Ellos se cruzan uno sobre el otro, como uno de esos panes que se consiguen en las panaderías de Caracas y que también se llaman cruzados.

¿Qué función tiene el LCA?

Es el más importante estabilizador de la rodilla. Se dice que es la columna vertebral de la rodilla, porque le da el 90% de la estabilidad. Algunos traumatólogos lo llaman la "señorita" de la rodilla, por lo delicado que es y la importancia de su función. El ligamento cruzado posterior rara vez se lesiona. Como dato curioso, las mujeres tienen más tendencia que los hombres a sufrir de lesiones del LCA, por la anatomía de sus piernas.

¿Qué siente el paciente cuando se le rompe el LCA?

Generalmente se trata de un accidente muy severo, como hemos dicho anteriormente. El paciente siente que la rodilla "se le va". Puede sentir como algo que se rompe por dentro y en cuestión de horas la rodilla se inflama por la sangre derramada.

¿Cómo diagnostica el médico la lesión del LCA?

Con unas maniobras específicas llamadas Lachman

y cajón anterior. La resonancia magnética nuclear complementa el diagnóstico.

¿Qué otra lesión puede tener el paciente cuando se rompe el LCA?

Alrededor de un 50% de los pacientes con lesión del LCA tienen además una lesión de un menisco y del ligamento colateral. Esta es la llamada tríada infeliz de la rodilla o tríada de O´Donoghue. En estos casos debe repararse simultáneamente la lesión del menisco.

¿Es necesario operar toda lesión del LCA?

Se operan los siguientes casos:

- Lesión de más del 50% del LCA.
- Rodilla inestable.
- Paciente menor de 45 años y físicamente activo.

Si la rodilla es estable, y se trata de un paciente que no participa en actividades deportivas, entonces no es necesario el tratamiento quirúrgico. En las rodillas inestables cambia todo, estas se van deteriorando poco a poco, por lo cual es necesaria la cirugía.

¿Cómo se repara el LCA?

El LCA no se puede suturar cabo a cabo, como cualquier otro ligamento, ya que así no se obtiene estabilidad suficiente.

Para repararlo hay que tomar injerto de otra parte de la rodilla y colocarlo en el lugar donde estaba el LCA. Actualmente se usan dos fuentes de injerto: el tendón patelar y unos tendones de la rodilla llamados semitendinoso y gracilis. La cirugía se realiza con el auxilio del artroscopia, y los cabos del injerto se fijan con tornillos especiales de titanio.

¿Cuánto tiempo después de ocurrida la lesión del LCA se debe operar?

Este es un punto de controversia, generalmente se deja que la pierna se "enfríe", es decir, que se desinflame y así obtener mejor resultado. Debe transcurrir entre 2 y 4 semanas como mínimo para realizar la cirugía.

¿Puede regresar el paciente al 100 % de su capacidad física previa a la lesión?

Si, actualmente un 90% de los pacientes pueden conseguir una recuperación total después de la lesión. Es muy importante el cumplimiento de la fisioterapia después de la operación.

¿Cuánto tiempo es necesario para la recuperación?

Pueden ser necesarios hasta 6 meses para la recuperación total del paciente, y que pueda volver a sus actividades habituales.

MITOS Y VERDADES SOBRE EL LIQUIDO ARTICULAR.

Existen muchos mitos y creencias populares en relación al líquido que normalmente tenemos en las articulaciones, llamado líquido sinovial o articular. El común de la gente piensa, con cierta razón, que una articulación es como una bisagra, que requiere de aceite para funcionar adecuadamente, y que cuando existe una molestia se debe a la cantidad o la calidad de este componente. En la consulta observamos frecuentemente falsas creencias que asustan y confunden al paciente, y que me parece importante aclarar.

¿Qué es el líquido articular?

Es un fluido que todos tenemos en las articulaciones, y que tiene dos funciones: nutrir el cartílago articular y servir como lubricante, disminuyendo el desgaste y el roce en la articulación.

¿De qué está compuesto el líquido articular?

Es un ultrafiltrado del plasma de la sangre, al que se le ha añadido una glucoproteína, el ácido hialurónico. En condiciones normales tiene muy pocas células. No suele tener hematíes y la cifra de leucocitos varía entre 13 y 200 células por microlitro de líquido sinovial. La cantidad de glucosa es similar a la del plasma, una cantidad muy

¿Qué es el cartílago articular?

Es una capa protectora que cubre los huesos a nivel de las articulaciones. Es blanca, brillante y muy resistente, y evita que el hueso se desgaste al moverse uno contra el otro.

¿Quién lo produce?

Lo produce un tejido de la articulación llamado la Membrana Sinovial. Normalmente la cantidad producida es muy pequeña, pero en procesos inflamatorios aumenta considerablemente, produciendo el llamado derrame articular.

¿De dónde viene la palabra sinovial?

La palabra sinovial viene del griego Sinovium, que quiere decir: Sin = hecho de y Ovum = Huevo. Los griegos antiguos le dieron este nombre debido a las características físicas del liquido sinovial, que es claro y viscoso, con un discreto color amarillo, semejante a la clara del huevo.

¿Qué es un derrame articular?

Se habla de derrame articular cuando hay una acumulación de líquido excesiva en la articulación, sea de líquido sinovial o sangre. El término derrame confunde, ya que si buscamos el significado de esta palabra, vemos que se refiere a la pérdida de líquido por una rotura del envase. En el derrame articular, lo que sucede es que hay un aumento en la producción del mismo.

¿Qué causa el derrame articular?

Múltiples causas originan un derrame articular. Un traumatismo, una infección, o un problema mecánico de la articulación, sea del cartílago o los ligamentos. También los problemas autoinmunes, como la artritis reumatoidea, y problemas metabólicos como en la gota.

¿Cuál es el principal síntoma de un derrame articular?

Dolor, que se hace especialmente intenso cuando el paciente flexiona la articulación.

¿Qué se hace en caso de un derrame articular?

El médico debe hacer una historia, examinar al paciente, y si el caso lo amerita, hacer una artrocentesis, es decir, extraer el líquido con una inyectadora. El traumatólogo debe tomar precauciones para este procedimiento, limpiar la piel con un povidine, gerdex o alcohol y puede indicar un antibiótico profiláctico después del procedimiento.

¿Por qué se hace una artrocentesis?

Se hace por dos razones, primero para aliviar el dolor, el líquido articular en exceso comprime las paredes de la cápsula articular ocasionando gran incomodidad.

La segunda razón es para estudiar el líquido articular, enviando la muestra a un laboratorio y de esta manera determinar la causa del derrame.

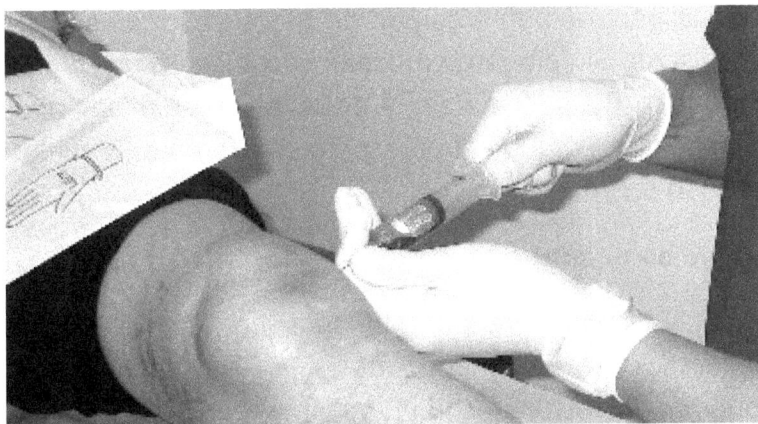

¿Es verdad que si me extrae líquido de una articulación voy a tener problemas de por vida?

No, este es un mito común entre la gente. Una cosa no tiene que ver con la otra, el médico extrae el líquido en exceso, por las razones que explicamos. Dependiendo de la severidad de la causa que originó el derrame, entonces así va a ser el pronóstico de la articulación.

ME DUELE LA RODILLA. ¿SERA UN MENISCO O UNA TENDINITIS?

Los pacientes que acuden a la consulta por dolor de rodilla generalmente culpan de todos sus males a los meniscos. Sin embargo muchas veces es una tendinitis la causa de sus males, y debe el médico hacer el diagnóstico porque el tratamiento es diferente. Veamos de qué se trata:

¿Qué es una tendinitis?

El sufijo itis se refiere a inflamación. Tendinitis es la inflamación de un tendón, que es una estructura fibrosa que une un músculo con un hueso.

¿Qué causa una tendinitis de rodilla?

Generalmente es causada por un esfuerzo repetitivo, o por un movimiento brusco como una caída. En ocasiones el desencadenante no es claro.

¿Cuáles son los tendones que se inflaman con más frecuencia en la rodilla?

Los tendones que con más frecuencia se afectan son:
- Tendón rotuliano.
- Tendón del cuádriceps
- Tendones poplíteos.
- Tendón de la pata de ganso.

¿Qué síntomas caracterizan la tendinitis de rodilla?

El síntoma principal de la tendinitis es el dolor, que se agrava cuando realizamos una actividad física, y mejora cuando estamos de reposo o no salimos de la casa.

¿A qué se conoce como la rodilla del saltador?

La rodilla del saltador es una enfermedad causada por la inflamación crónica del tendón rotuliano, que es el tendón que une la rótula con la tibia. Como su nombre lo indica se produce en deportistas que realizan saltos, o carreras rápidas como en el futbol o el basquetbol.

¿Qué es la tendinitis de la pata de ganso?

En la parte interna de la tibia, cerca de la rodilla, se insertan juntos tres tendones: semitendinoso, sartorio y recto interno. A esta inserción se le conoce como la pata de ganso, debido a su semejanza con la extremidad de esta ave. A la inflamación de este tendón se le conoce como la tendinitis de la pata de ganso, y es una enfermedad frecuente en la consulta de traumatología. Se diagnostica por un dolor intenso en la parte superior de la pierna, que el examinador encuentra al tocar este sitio.

¿Cómo se tratan estas enfermedades?

El médico debe hacer un diagnóstico preciso, luego puede indicar reposo, antiinflamatorios y frío local.

En algunos casos puede realizar infiltraciones en el sitio afectado, pero hay una excepción, el tendón rotuliano nunca se debe infiltrar porque se debilita y puede romperse.

En la mayoría de los casos el pronóstico es favorable, evoluciona satisfactoriamente en un periodo corto de tiempo.

¿Cómo puedo evitar tener una tendinitis en la rodilla?

• Si hace ejercicio físico debe antes realizar un periodo de calentamiento.

• Si durante la práctica de un deporte siente dolor es importante que pare, tome algún analgésico y si el dolor persiste acuda al médico.

• No sea un deportista de fin de semana, el ejercicio físico es muy beneficioso pero debe realizarse con constancia.

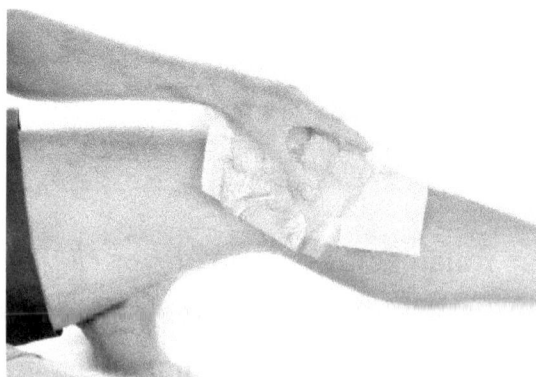

MENISCOS. RESPUESTA A SUS PREGUNTAS MAS FRECUENTES.

¿Qué son los meniscos?

Los meniscos son dos pequeñas estructuras que tenemos en cada rodilla, en forma de medialuna, que sirven para trasmitir las fuerzas entre el fémur y la tibia, y son además estabilizadores de la rodilla. Tienen también la función de distribuir el líquido sinovial a través de la rodilla. Los meniscos resisten grandes cargas de compresión. Absorben parte de la energía cuando saltamos.

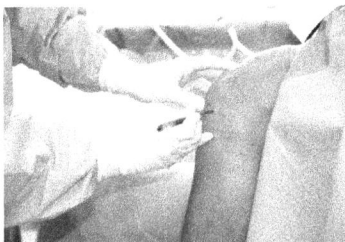

¿Cómo se lesionan los meniscos?

Los meniscos se lesionan especialmente con movimientos de rotación del cuerpo cuando el pie está fijo en el suelo. Esto pasa, por ejemplo, cuando el jugador de básquet o fútbol rota todo el cuerpo con un pie fijo en el suelo. Se ve ahora, muy frecuentemente, en practicantes de Taebo y Karate, cuando lanzan una patada circular mientras mantienen un pie en el suelo.

¿Cómo sé si tengo una lesión en el menisco?

Cuando la lesión acaba de suceder, la persona siente un dolor agudo en la rodilla, que posteriormente se va inflamando. Esta inflamación se debe al sangrado del menisco, que ocasiona el aumento de volumen de la rodilla por la sangre acumulada. Cuando la lesión es crónica, se siente dolor en la rodilla, pero el síntoma más característico es el bloqueo, la persona siente que la rodilla se tranca, y tiene que hacer un esfuerzo para movilizarla.

¿Todas las lesiones de menisco se operan?

No, las lesiones se operan sólo si producen síntomas que no mejoran con el tratamiento conservador.

¿En qué consiste la cirugía de meniscos?

Consiste en la reparación o la resección parcial del menisco. La meniscectomía total ya está en desuso, se reserva a casos muy particulares. Debido a que el menisco tiene una función importante en la mecánica de la rodilla, su resección total aumenta el desgaste del cartílago articular.

¿Todas las lesiones de menisco se pueden reparar?

No, desgraciadamente no todas los desgarros meniscales se pueden reparar, la sutura de los meniscos sólo se reserva a algunos casos que el médico determina. En la mayoría de los casos se hace la meniscectomía parcial, esto es la resección de la parte lesionada.

¿Qué es un menisco discoide?

Es un menisco de forma anormal, no como semiluna, sino como un disco. Es congénito, y se opera si produce síntomas o si se desgarra, ya que es más frágil que un menisco normal.

¿Qué es un quiste de menisco?

Es la formación de un nódulo en el menisco. La causa puede ser traumática o degenerativa.

¿Qué es la artroscopia?

Es un método mínimamente invasivo para diagnosticar y tratar problemas articulares. Es el método más comúnmente usado en los problemas de meniscos, y tiene como ventaja que la cicatriz es pequeña y el postoperatorio es menos doloroso.

En la artroscopia se utiliza una cámara y un instrumental motorizado diminuto, de manera que puedan meterse por dos incisiones a cada lado del tendón rotuliano, no mayores de 1 centímetro.

¿Cuánto tiempo de hospitalización requiere la artroscopia?

Generalmente requiere 24 horas de hospitalización, puede incluso realizarse de manera ambulatoria, depende de las condiciones del paciente.

¿TIENE USTED UN QUISTE DE BAKER EN LA RODILLA?

¿Qué es un quiste de Baker?

El quiste de Baker es una formación de contenido líquido que se localiza en la región posterior de la rodilla o hueco poplíteo. También es conocido como quiste poplíteo.

¿A quién se debe su nombre?

Al médico británico William Morrant Baker, quien lo describió por primera vez en 1885, en la revista del Hospital St. Bartolomew, de Londres. En esa época no existía la traumatología como especialidad, y el doctor Baker era un cirujano general, que no sólo trataba articulaciones, en realidad su especialidad era la cirugía de los riñones.

¿Cómo se origina el quiste de Baker?

Lo causa la producción excesiva de líquido sinovial, ocasionado por un problema intra-articular como una lesión de meniscos, un problema de artrosis o artritis reumatoide. Las rodillas, como todas las articulaciones, tienen un lubricante conocido como líquido articular. Este líquido funciona como el aceite de una bisagra, disminuyendo la fricción.cuando hay un problema en la articulación, esta reacciona produciendo mayor cantidad de líquido, esto se conoce como derrame articular. El exceso de líquido se acumula en la región posterior de la rodilla, ocasionando el quiste.

¿Puede el quiste cambiar de tamaño?

Si, porque el tamaño del quiste depende de la cantidad de líquido que existe en la articulación. Por esto es que hay días que lo vemos grande y otros más pequeño, incluso no verse.

¿Este quiste es una bursitis?

Si, el quiste consiste en la acumulación de líquido en la bursa gastrocnemio-semimembranosa, que es una de las quince bursas que existe en la rodilla. Esta bursa se encuentra en la región posterior de la rodilla y se comunica con la articulación mediante una especie de válvula de una sola vía. De manera que el término más adecuado debería ser bursitis y no quiste, pero la costumbre ha impuesto el segundo nombre.

¿El quiste de Baker puede ser canceroso?

No, el quiste de Baker es una formación totalmente benigna, no es ni se puede volver canceroso.

¿Qué síntomas produce el quiste de Baker?

Si es pequeño puede no causar ningún síntoma. Cuando el quiste es grande produce dolor e incomodidad al extender el paciente la rodilla. Es importante destacar algo, hay que diferenciar si el dolor se debe al quiste de Baker, o si es debido a un menisco roto, o a un problema de artrosis asociado con el quiste.

¿Cómo se diagnostica un quiste de Baker?

El paciente puede referir dolor al extender la rodilla, que mejora cuando la flexiona, este es el llamado signo de Foucher, y es debido a la distensión del quiste. Al examen físico se consigue una masa palpable en la región poplítea, dolorosa y de contenido líquido. La resonancia magnética es la prueba más especifica para diagnosticar este quiste, y para diferenciarlo con otras patologías como tumores o aneurismas de la arteria poplítea. También el ultrasonido puede ser de utilidad en el diagnóstico de la enfermedad.

¿Qué pasa si se rompe el quiste de Baker?

Rara vez sucede, cuando se rompe, el líquido sinovial del quiste se aloja en la pantorrilla, produciendo un cuadro clínico semejante a una trombosis venosa profunda, llamado síndrome de pseudotromboflebitis.

¿Cómo se trata el quiste de Baker?

Si el quiste no es doloroso, requiere sólo de observación y de tranquilizar al paciente mediante un diagnóstico preciso. Si causa sensación de peso, se puede aspirar con una inyectadora y colocar una pequeña dosis de esteroide, aunque en ocasiones puede reproducirse. Si existe una patología intra-articular como una lesión de meniscos, debe de realizarse una artroscopia de rodilla. No se debe operar únicamente el quiste, porque él es la manifestación de un problema intra-articular, y si este problema no se trata, vuelve a aparecer.

¿Lo vemos solamente en adultos?

No, también puede verse en niños, pero en ellos no está relacionados a patologías intra-articulares como en los adultos, y generalmente se resuelven espontáneamente con el desarrollo. El quiste de Baker de los niños no se comunica con la articulación, y , salvo casos excepcionales, no debe operarse.

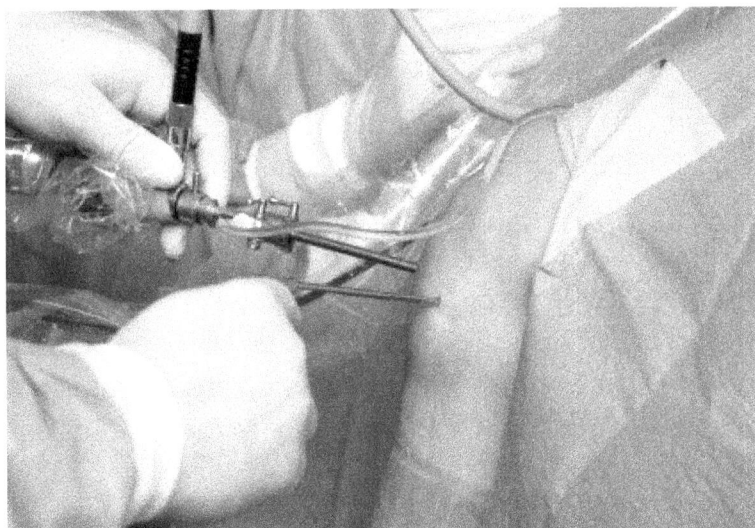

LA PROTESIS DE RODILLA.

Desde los años 60 del siglo pasado se comenzaron a producir grandes avances en el reemplazo articular, con la prótesis de cadera de Charnley. Sin embargo las prótesis de rodilla tardaron más en popularizarse, los primeros modelos eran simples bisagras, con muy poca durabilidad. Fue hasta mediados de los años 70 del siglo XX, que se comenzaron a diseñar prótesis anatómicas modernas que lograron que hoy en día sea una de las operaciones más frecuentes en el reemplazo articular.

¿Qué es la artroplastia total de rodilla?

Es una operación destinada a aliviar el dolor y mantener la función en pacientes con problemas severos de la rodilla, que no han respondido a otros tratamientos. Se coloca una prótesis de materiales especiales, para proporcionar una larga duración al implante.

¿Cuánto dura una prótesis de rodilla?

Una prótesis no dura eternamente, ella se desgasta y afloja con el tiempo, pero actualmente la mayoría puede permanecer entre 20 y 30 años sin causar síntomas, después de esta fecha pueden causar molestias. Es por esto que uno hace lo posible por no operar pacientes jóvenes, porque hay que hacer una segunda operación después para cambiar la prótesis.

Sin embargo los nuevos materiales empleados para la prótesis de rodilla y cadera parece que son más resistentes al desgaste, y por lo tanto las nuevas prótesis van a durar mucho más. El tiempo nos lo dirá.

¿En qué enfermedades se realiza el reemplazo total de rodilla?

Las más frecuentes son Osteoartritis o Artrosis, Artritis Reumatoide. Los pacientes deben tener dolor que impida la actividad habitual, y que no pueda ser tratado con medicinas, ni medidas generales.

¿Qué exámenes me debo hacer antes de una artroplastia total de rodilla?

Debe tener una evaluación preoperatoria completa que incluya exámenes de sangre, evaluación por un internista y evaluación odontológica. Esta última se realiza para descartar infecciones que puedan comprometer la intervención.

¿Qué me indicarán para controlar el dolor?

El tratamiento inicial se realizará con analgésicos vía endovenosa, luego se hará con tratamiento oral.

¿Qué es la trombosis venosa y que hará el médico para prevenirla?

Después de la operación usted tendrá aumentado el riesgo de formar coágulos en las venas de sus piernas, estos coágulos pueden viajar hasta los pulmones y causar serios problemas, para prevenir esto su médico le indicará los primeros días un tratamiento anticoagulante especial, generalmente mediante inyecciones subcutáneas. También le puede indicar el uso de medias especiales y ejercicios de flexión y extensión de los tobillos como si moviera un pedal.

¿Qué otras complicaciones puede tener la operación y que hará el médico para prevenirlas?

Infección. Es el problema más temido por el traumatólogo. La mejor manera de prevenirlo es, en primer lugar descartar la presencia de cualquier foco infeccioso antes de la intervención, sea infección urinaria, odontológica o cutánea. En segundo lugar el cirujano va a extremar las medidas de antisepsia durante el acto quirúrgico, y en la medida de lo posible disminuir el tiempo de la intervención.

Fractura. De nuevo una adecuada técnica quirúrgica disminuye el riesgo de esta complicación.

¿Cuándo puede regresar a su casa?

Generalmente después de las 48 horas, según el tipo

de cirugía y las complicaciones que se hayan presentado.

¿Cuándo iniciaré la rehabilitación, después de la operación?

En el postoperatorio se le enseñarán ejercicios isométricos para el cuádriceps, es decir, contracciones del muslo sin moverlo. Dependiendo del resultado de la operación se iniciará el apoyo y los movimientos.

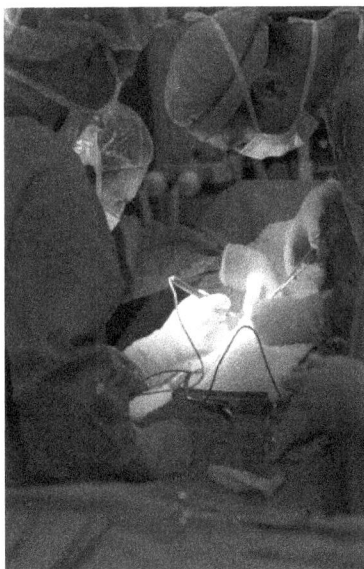

¿Cuándo me retirarán los puntos o grapas?

Entre tres y cuatro semanas, depende de la evolución de la herida.

¿Podré tener una vida normal después de la operación?

Lo importante es que se va a controlar el dolor. Una prótesis no es tan fuerte como una rodilla sana, usted tendrá limitaciones como actividades deportivas intensas, pero podrá realizar sus actividades habituales como caminar, subir y bajar escaleras, bailar y hasta montar bicicleta. No se recomienda correr, y es muy importante el controlar el peso después de la operación, para que el implante dure el mayor tiempo posible.

¿Qué precauciones debo tener cuando voy al odontólogo después de la operación?

En los procedimientos odontológicos existe el riesgo de que las bacterias penetren al torrente sanguíneo, y viajen hasta su prótesis, provocando una infección. De manera que se debe tomar la precaución de tomar una dosis de antibiótico, que le mandará su traumatólogo, antes de cada procedimiento dental.

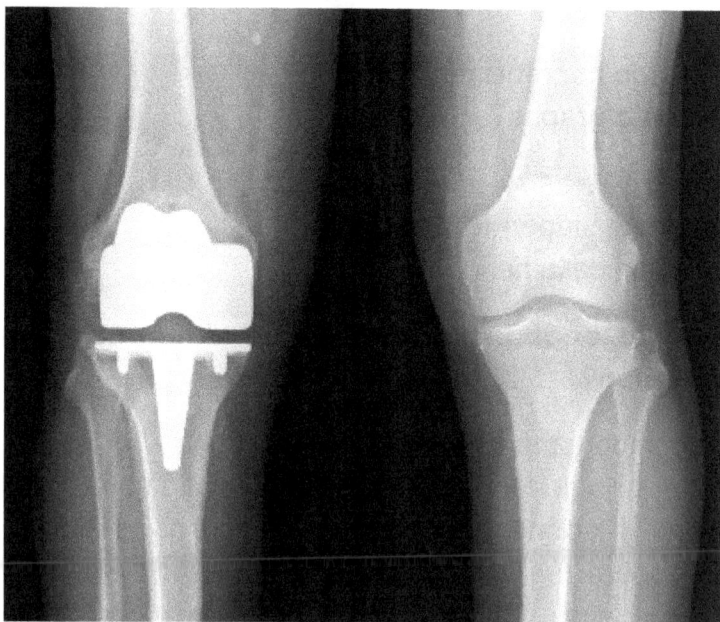

TRATAMIENTO DE ESGUINCE DE TOBILLO

El esguince de tobillo es la lesión musculoesquelética más frecuente, una de cada diez mil personas lo sufre diariamente.

¿Qué es un esguince?

Hablamos de esguince cuando existe una lesión de los ligamentos que sujetan el tobillo, esta lesión puede ser incompleta y microscópica como en el esguince grado 1, incompleta y macroscópica como en el esguince grado 2, o una lesión completa del ligamento en el esguince grado 3.

Los ligamentos más afectados del tobillo son los ligamentos que unen al peroné con el astrágalo y el calcáneo, es decir, los ligamentos peroneoastragalinos anterior y posterior y peroneocalcaneo.

¿Cómo se diagnostica un esguince?

El diagnóstico lo hace el traumatólogo con el examen físico y el interrogatorio, generalmente con la ayuda de estudios de RX.

¿Cuál es el tratamiento de los esguinces?

El tratamiento de los esguinces depende de la gravedad de los mismos:

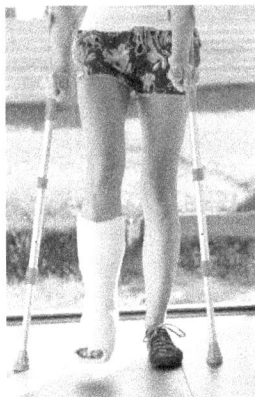

Esguinces grado I y grado II.

El tratamiento del esguince grado 1 o 2 de tobillo se puede dividir en tres fases:

- Primera Fase: Reposo, Hielo, Compresión, Elevación. 48 horas.
- Segunda Fase: Inmovilización con férula o vendaje elástico por 2 semanas.

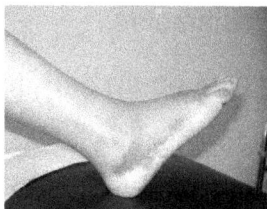

- Tercera Fase: Ejercicios activos de arco de movilidad, entrenamiento propioceptivo, fortalecimiento peroneos. (3 Semanas).

En la etapa inicial del tratamiento del esguince está indicada la elevación del miembro, la compresión con un vendaje, el hielo local 20 minutos cada 8 horas y los antiinflamatorios no esteroideos.(AINES)

Actualmente se está empleando en el tratamiento de la segunda fase del esguince la inmovilización con dispositivos como el AIRCASt, que es una férula prefabricada con un cierre tipo velcro. Los pacientes refieren que es muy cómoda.

Esguinces de Tobillo grado III.

El tratamiento del esguince grado III es el más controvertido. En estos esguinces hay una ruptura total de los ligamentos peroneoastragalinos. El tratamiento es más prolongado, incluye 6 semanas de inmovilización con una bota de yeso tradicional o de material sintético, con apoyo o sin el, según decisión del médico. No hay estudios que evidencien que el tratamiento quirúrgico (operación) mejore el pronóstico o consiga un retorno más temprano

Las indicaciones quirúrgicas son: Lesión recidivante y atletas de élite.

El tratamiento incluye:

- Sutura primaria.
- Sutura Primaria reforzada con tejidos locales.

El paciente puede volver a sus actividades habituales al poder realizarlas sin dolor, esto varía de acuerdo al paciente.

Es importante la terapia física después de esta lesión, sobre todo después de las lesiones del tipo III.

¿Cuál es el riesgo de estas lesiones?

La principal complicación es la inestabilidad de tobillo, lo que la gente llama esguince crónico. Es debida a que el paciente no acude al médico y no es inmovilizado, o lo que es peor, acude con uno de los llamados en Venezuela "sobadores". Estas manipulaciones en la etapa inicial del esguince agravan la sintomatología y prolonga la recuperación del mismo.

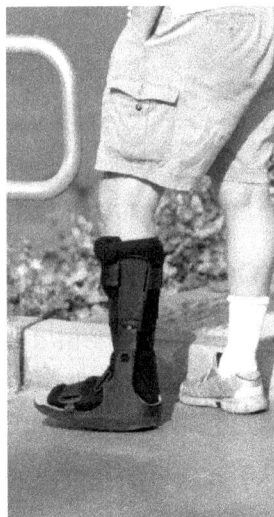

EL ESPOLON CALCANEO Y FASCITIS PLANTAR

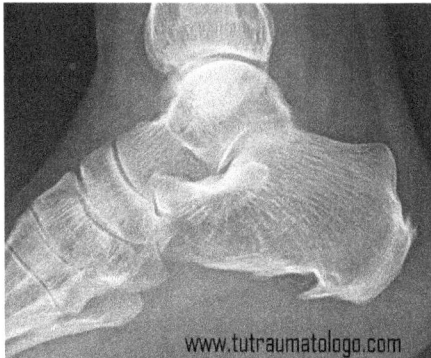

www.tutraumatologo.com

¿Qué es el espolón calcáneo?

En el hueso calcáneo, que tenemos en el talón, se inserta la fascia plantar. Por inflamación crónica en esa inserción se forma una osificación llamada espolón calcáneo.

¿Qué es la Fascitis Plantar?

Es la inflamación crónica de la fascia plantar, una estructura que tenemos en la planta del pie y que le confiere estabilidad.

¿Qué causa la Fascitis Plantar?

No se ha establecido con precisión la causa de la fascitis plantar, pero existe relación con la obesidad y con la edad. Es más frecuente en personas de 40 a 70 años. El pie plano o el pie cavo no han demostrado tener relación clara.

¿Cuándo es más frecuente el dolor?

El dolor es más frecuente en las primeras horas de la mañana, al dar los primeros pasos.

¿Es el espolón lo que causa el dolor?

Casi la mitad de los pacientes con fascitis no tienen el espolón. Esta formación de hueso parece ser la reacción de la fascia a la inflamación crónica pero no la causa del dolor en sí. El espolón es más bien un indicador de que se trata de un proceso crónico, y puede haber fascitis plantar sin espolón calcáneo.

¿Cuál es el tratamiento de la Fascitis Plantar?

El tratamiento inicial consiste en medidas generales como bajar de peso, ejercicios de estiramiento, férulas de uso nocturno y antiinflamatorios no esteroideos. Si estas medidas fallan se decide el tratamiento quirúrgico, que consiste en la liberación de la fascia plantar y pulverización del espolón. Actualmente se hace con incisiones mínimas, de manera percutánea.

¿Qué otras enfermedades pueden ocasionar dolor en el talón?

Otras enfermedades como la artritis reumatoide, pinzamiento del nervio tibial posterior, osteomielitis y patologías tumorales pueden ocasionar dolor en el talón. El traumatólogo debe realizar una serie de exámenes para determinar cual es la causa de su dolor.

JUANETE O HALLUX VALGUS.

Respuesta a sus preguntas más frecuentes.

¿Qué es el juanete o hallux valgus?

El juanete o Hallux Valgus es una compleja deformidad de los pies que aparece en algunas personas. El nombre juanete viene de España, porque se creía que la enfermedad era de campesinos o gente rústica, y Juan era un nombre común en la gente del pueblo. Hallux Valgus es el término médico que se usa para esta enfermedad.

¿Cuál es la causa del juanete o hallux valgus?

El hallux valgus es causado por una interacción entre un calzado inadecuado y una predisposición genética. En las poblaciones que no usan calzado, como los indios del amazonas, la enfermedad prácticamente no se conoce. También llama la atención que casi todos los pacientes tienen un familiar con la enfermedad, de manera que el factor hereditario es importante.

¿Se presenta esta enfermedad sólo en adultos?

No. También se conoce una forma en adolescentes conocida como hallux valgus juvenil.

¿Cuál es el tratamiento no quirúrgico?

La modificación del calzado, aumentando el ancho de

la punta, y el uso de dispositivos como parches o espaciadores interdigitales pueden disminuir los síntomas en las formas leves.

¿En qué consiste el tratamiento quirúrgico?

Depende del tipo de hallux valgus que tenga el paciente. Existen **más de 130 técnicas quirúrgicas** para el tratamiento del hallux valgus. El médico escoge, entre estas técnicas, la que más se adecúe al paciente. En los casos leves se practican técnicas quirúrgicas sencillas, en los casos severos hay que realizar generalmente cortes en el hueso que implican un postoperatorio más prolongado.

¿Son necesarias las radiografías antes de la operación?

Si, son muy importantes, en base a ellas y al examen físico el traumatólogo elige la intervención que va a realizar.

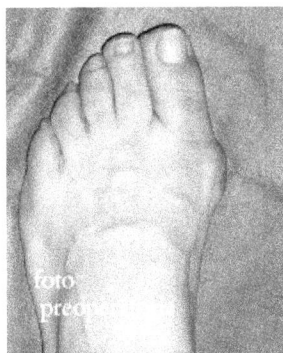

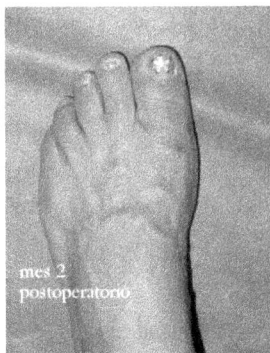

¿Cómo es el postoperatorio de esta intervención?

Varía según la técnica a utilizar. Se aplica un vendaje bien acolchado por 48 a 72 horas, durante este tiempo el paciente debe permanecer en su casa con los pies en alto, levantándose sólo para ir al baño. Puede apoyar los pies a las 72 horas, dependiendo de la técnica a emplear. Es muy importante la rehabilitación después de la operación.

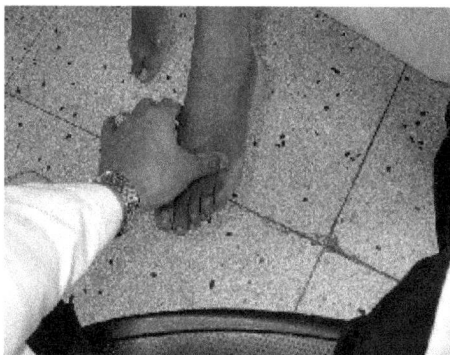

¿Cuándo puede volver al trabajo?

Depende de dos cosas, del tipo de operación que se realizó y del tipo de trabajo que usted tenga. Si se realiza una técnica que sólo involucre partes blandas y su trabajo requiere estar sentado, puede volver al trabajo en una semana a 10 días. Si el caso es más severo y se practicó un corte en el metatarsiano o la falange, y su trabajo exige esfuerzo físico, tal vez tenga que esperar hasta 2 meses para reincorporarse a su trabajo.

¿Qué resultado puedo esperar de esta operación?

Si se realiza una correcta evaluación preoperatoria y se siguen las indicaciones en el postoperatorio se puede obtener hasta un 90% de buen resultado con esta operación. Es muy importante el vendaje postoperatorio, y la rehabilitación.

¿Existe alguna técnica que emplee láser para el tratamiento quirúrgico del hallux valgus?

Es una de las preguntas que más me mandan por correo, no conozco ninguna técnica que emplee láser para el tratamiento de esta patología, los libros y revistas actualizados de la especialidad tampoco la mencionan. Sin embargo existen técnicas de cirugía mínimamente invasiva para el tratamiento de juanetes, con un instrumental pequeño que se introduce por incisiones de menos de un centímetro. En esta cirugía percutánea no se emplea laser.

¿Debo operarme si no tengo dolor?

El aspecto estético del pie es muy importante, especialmente para la mujer. De manera que muchas veces acuden pacientes cuya única preocupación es el aspecto de su pie y no el dolor. La decisión de operarse o no depende del paciente, pero hay que advertirle que toda intervención quirúrgica tiene riesgos y es normal que la articulación después de la operación se ponga algo rígida.

¿Es normal el edema del pie después de la operación?

Si, el edema es normal después de la intervención y dura más en los pacientes mayores y en los casos de Hallux Valgus severo.

¿Es verdad que la operación es muy dolorosa?

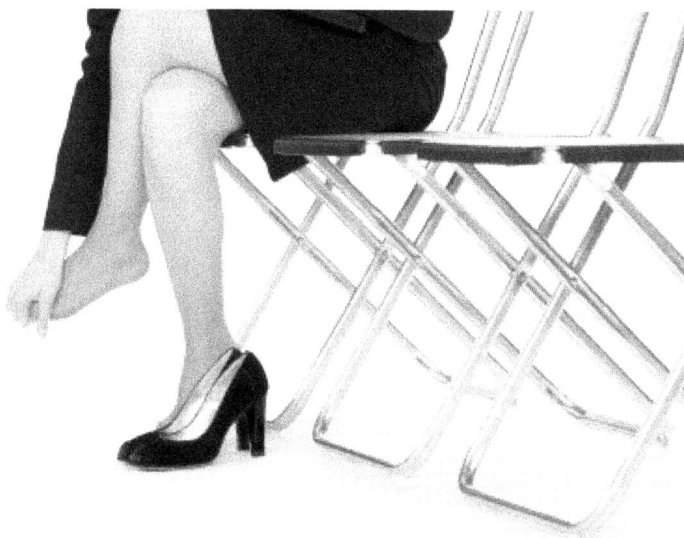

No, es uno de los mitos de esta cirugía.Durante la operación se bloquean los nervios del pie con un anestésico de manera que al regresar a su habitación,el paciente no tenga dolor. Se indican analgésicos tomados al egresar.

BIBILIOGRAFIA.

- Albornoz A JC. Efecto Secundario de los AINES. Revisión . Revista de la Sociedad Médico Quirú'fargica del Hospital de Emergencia Pérez de León. 1997; 28(1):48-54.

- Andrews W. What's new in preventing and treating osteoporosis? Postgraduate Medicine October 1998

- Campbell's Operative Orthopaedics, 9th edition

- Choi HK, Willett W, Curhan G. Coffee consumption and risk of incident gout in men: a prospective study. Arthritis Rheum. June 2007

- Consumer Advisory: Coral Calcium NCCAM, National Institutes of Health. November 2004.

- Curhan, G.C. et al., "A Prospective Study of Dietary Calcium and Other Nutrients and the Risk of Symptomatic Kidney Stones," *New England Journal of Medicine,* 328:833838, 1993.

- Diamond T, Clark W. Percutaneous vertebroplasty: a novel treatment for acute vertebral fractures. MJA 2001; 174: 298-400

- Hand Secrets. Jebson P, Kasdan M. Hanley & Belfus 1998

- Orthopedic Secrets. David Brown, Randall Neumann. Hanley & Belfus Philadelphia 1996.

- R. Heaney, K. Rafferty Carbonated beverages and urinary calcium excretion. American Journal of Clinical Nutrition 2000. Volume 74, Number 3, p. 343.

- Sakhee K, Bhuket T, Adams-Huet B, Rao DS. Meta-analysis of calcium bioavailability: a comparison of calcium citrate with calcium carbonate. Am J Ther 1999;6:313-21.

- Secretos de la Reumatología. West Sterling. Primera Edición. Mc Graw Hill Interamericana. México 1998

- Sports Medicine Secrets.Margot, M.D. Putukian Kasdan M. Hanley & Belfus 2002 Cardiovascular Risk and Inhibition of Cyclooxygenase Patricia McGettigan; David Henry. JAMA. 2006;296

- St. Sauver JL, Jacobson DJ, McGree ME, Lieber MM, Jacobsen SJ. Protective Association between Nonsteroidal Antiinflammatory Drug Use and Measures of Benign Prostatic Hyperplasia. *American Journal of Epidemiology*. Early Online Publication August 11, 2006

- Susanne Hoidrup , Thorkild I. A. Sorensen , Ulla Stroger , Jes Bruun Lauritzen , Marianne Schroll , and Morten Gronbæk .Leisure-time Physical Activity Levels and Changes in Relation to Risk of Hip Fracture in Men and Women Am. J. Epidemiol. 154: 60-68.